医药科普丛书

# 一本书读懂
# 膝关节病

主编 杨 洸

中原农民出版社

·郑州·

## 图书在版编目(CIP)数据

一本书读懂膝关节病/杨洸主编. —郑州:中原农民出版社,2016.6(2019.1重印)

(医药科普丛书/温长路主编)

ISBN 978 - 7 - 5542 - 1416 - 9

Ⅰ.①一… Ⅱ.①杨… Ⅲ.①膝关节-关节疾病-防治-问题解答 Ⅳ.①R684 - 44

中国版本图书馆 CIP 数据核字(2016)第 088098 号

**一本书读懂膝关节病**

YIBENSHU DUDONG QIGUANJIE BING

**出版**:中原农民出版社

**地址**:河南省郑州市经五路 66 号    **邮编**:450002

**网址**:http://www.zynm.com    **电话**:0371 - 65751257

**发行**:全国新华书店

**承印**:新乡市天润印务有限公司

**投稿邮箱**:zynmpress@sina.com

**医卫博客**:http://blog.sina.com.cn/zynmcbs

**策划编辑电话**:0371 - 65788653    **邮购热线**:0371 - 65724566

**开本**:710mm×1010mm  1/16

**印张**:11.5

**字数**:174 千字

**版次**:2016 年 6 月第 1 版    **印次**:2019 年 1 月第 5 次印刷

**书号**:ISBN 978 - 7 - 5542 - 1416 - 9    **定价**:29.00 元

本书如有印装质量问题,由承印厂负责调换

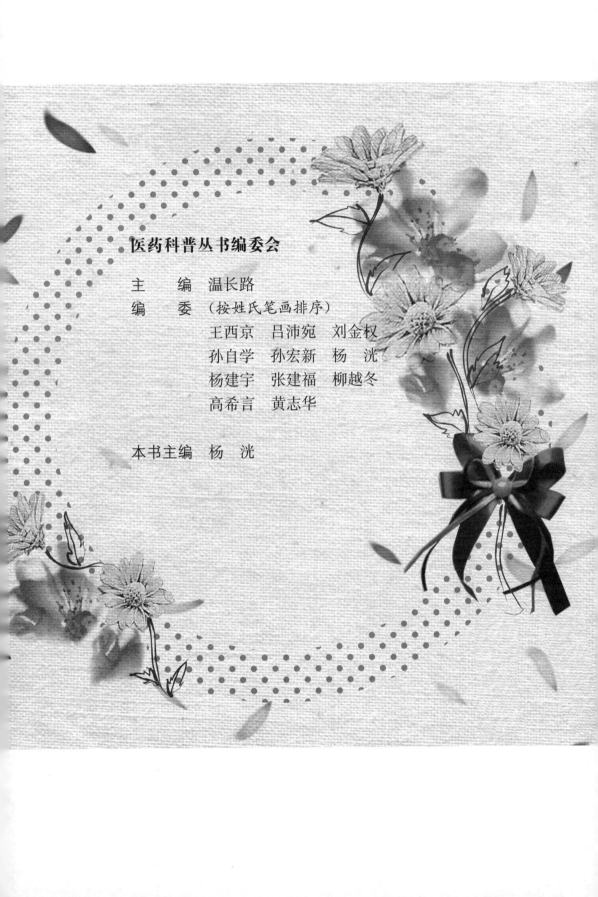

内容提要

　　膝关节病是关节疾病中的多发病,在中老年人群中发病率更高。发病原因很多,经常会给患者带来疼痛,甚至影响行动能力等困扰。本书采用一问一答形式,将专家临床经常遇到的、患者关心的问题,用通俗的语言进行了回答。本书介绍了基础知识、生活常识问题、膝关节骨性关节炎、结局和转归、治疗手段、功能康复和锻炼、核心肌力锻炼,并附类风湿性关节炎、其他类型的关节炎、其他的问题等内容。希望本书能为被膝关节病困扰的人提供帮助。

# 再序

一套丛书,两年间出版了 24 种,不仅被摆放在许多书店的显眼位置,有不错的卖点,而且还频频在各类书展中亮相,获得读者的好评。2014 年 2 月,其中的 19 种已通过手机上线阅读,把它带进了更广阔的空间……这些信息既让我高兴,也使我惊讶:一个地方性的出版社能有如此之光彩,可见其决策者运筹之精、编辑人员付出之多、市场运作人员对机缘的把握之准了。在平面出版物不断受到冲击的今天,这是不是应当引起关注和研究的一个现象呢!百姓的需求是最大的砝码,读者的喜爱是最好的褒奖,中原农民出版社不失时机地组织专家又编写出一批后续书目,并将于 2014 年 7 月起陆续推出。作为这套丛书的主编,我抑制不住内心的冲动,提笔写下这段话,以为这套丛书的高效繁衍鼓劲、助力!

继续推出《医药科普丛书》的意义,起码有三点是可以肯定的:

一是,为国民健康素养的提高提供食材。2012 年,我国居民的基本健康素养水平只有 8.8%,处于比较低的层次,与中国的大国地位和整体国力很不适应。2014 年 4 月,国家卫生和计划生育委员会在《全民健康素养促进行动规划(2014—2020)》中提出了 5 年后要将这个水平提高到 20% 的目标,这既是一项利国利民的大事,也是一项涉及诸多方面的艰巨任务。作为医学科学工作者,最方便参与、最有可能做到的就是利用自己的知识、智慧和创造性劳动,在向受众提供诊疗服务的同时,进一步加大对医学知识普及的广度、深度、力度和强度,通过讲健康知识、写科普作品,面传心授,身体力行,用群众喜闻乐见的形式向他们传播科学的生活理念和生活方式。《医药科普丛书》的承载中,就包含有这样崇高的使命。

二是,为医疗制度改革的顺利进行拓宽思路。我国正在进行的医疗制度改革,事关国计民生。疾病谱的快速变化、老龄化的日趋突出,困扰着未来世界的发展,也困扰着社会的安宁。美国的人均年医疗经费投入已高达 8 700 美元(占美国 GDP 的 17.7%,是全球总投入的 1/4),而国民健康水平(发病率和人均寿命)在世界卫生组织 191 个国家的排名中却一直徘徊在第 18～20 位。我国虽然在过去短短几十年时间就完成了西方国家一二百年才完成的转变,但同时也存在着发展中国家所面临的疾病和健康的双重负担。如不及早干预,未来国家 GDP 的 1/4 将用于医疗。要解决十几亿人口的健康问题,必须寻找一条符合我国国情的路子,用李克强总理的话说,就是用中国式的方法去解决世界难题。《医药科普丛书》的承载中,也包含着这样积极的因子。

三是,为健康服务业的发展增添动力。2013 年 10 月,国务院正式出台了《关于促进健康服务业发展的若干意见》(以下简称《意见》),要求充分调动社会力量的积极性和创造性,扩大供给,创新发展模式,促进基本和非基本健康服务协调发展,力争到 2020 年,基本建立覆盖全生命周期、内涵丰富、结构合理的健康服务业体系。《意见》中提出的今后一个时期发展健康服务业的八项任务,体现在治疗、预防、保健、康复的各个层面,如何实现对疾病干预的前移,树立超前的健康管理意识,是重中之重的工作。它对降低发病率、减少疾病痛苦、节约卫生资源、增加健康指数、增强国力都有不可估量的作用。围绕这一理念,在健康预测、健康评估、健康教育、健康维护、健康干预等领域大有作为。《医药科普丛书》的承载中,还包含了这样有益的探索。

《医药科普丛书》的作者,都是各个学科的专家,资质是完全可以放心的。已经出版的 24 种书,传播了健康的正能量,产生了较大的影响,这是应当肯定的主旋律。仔细阅读就会发现,有的书文笔老到,深入浅出,趣味引人,出自长期从事科普的高手;有的书,墨花四溅,激情横溢,单刀直入,出自牛刀初试的新秀。越来越多的医学工作者爱科普、做科普,成为学术与科普并举的双重能手,是一种值得称道的好现象。学术与科普,既是可以互相渗透、互相促进,命运密不可分的同宗学问,又是具有不同个性特点的两个领域,如何在二者之间找到恰当的切合点、交融处,是文化和科学传播中需要认真探索和努力解决的问题。建议丛书的后续作品,进一步处理好政治与学术、文化与科学、中医与西医、创新与普及、养生与养病、偏方与正方、食养与食疗、高雅与通俗、书本与实用、引用与发挥等关系,立足基层、立足老百姓的实际需求,以指导大众健康生活方式的建立、养生理念的形成和常见病、多发病的防治方法为主,兼顾不同人群的不同需求,采取多样性的形式,有针对性地为民众提供科学、有用、有理、有趣的知识和技能,成为他们追求健康、幸福人生的好帮手、好朋友。

　　以上这段话，是感慨之中一气呵成的，充以为序，以与作者、编者、读者共勉吧！

2014 年 6 月 6 日　北京

# 序

人类疾病谱虽然不断发生着变化，但常见病依然是影响健康长寿的最主要因素。以最多见的慢性病为例，心脑血管疾患、恶性肿瘤、呼吸系统疾病、糖尿病每年的死亡人数分别为 1 700 万、760 万、420 万、130 万，占世界死亡人数的 85％ 左右，其中有 30％ 的死亡者年龄还不足 60 岁。我国的情况也不乐观，政府虽然逐年在增加医疗投资，但要解决好十几亿人口的健康问题，还必须循序渐进，抓住主要矛盾，首先解决好常见病的防治问题。如何提高人们对健康的认知、对疾病的防范意识，是关系国计民生的紧迫话题，也自然是医药卫生工作者的首要任务。

2009 年 10 月，在长春市召开的庆祝新中国成立 60 周年优秀中医药科普图书著作奖颁奖大会上，中原农民出版社的刘培英编辑提出了要编纂一套《医药科普丛书》的设想，并拟请我来担任这套丛书的主编，当时我就表示支持。她的设想，很快得到了中原农民出版社领导的全力支持，该选题被列为 2011 年河南省新闻出版局的重点选题。2010 年，他们在广泛调查研究的基础上，筛选病种、确定体例、联系作者，试验性启动少量作品。2011 年，在取得经验的前提下，进一步完善编写计划，全面开始了这项工作。在编者、作者和有关各方的通力合作下，《一本书读懂高血压》《一本书读懂糖尿病》《一本书读懂肝病》《一本书读懂胃病》《一本书读懂心脏病》《一本书读懂肾脏病》《一本书读懂皮肤病》《一本书读懂男人健康》《一本书读懂女人健康》《一本书读懂孩子健康》《一本书读懂颈肩腰腿痛》和《生儿育女我做主》12 本书稿终于脱颖而出，在龙年送到了读者面前。今年，《一本书读懂失眠》《一本书读懂过敏性疾病》《一本书读懂如何让孩子长高》《一本书读懂口腔疾病》又和大家见面了，这的确是一套适合普通百姓看的科普佳作。

在疾病的防治方法上，如何处理好中西医学的关系问题，既是个比较敏感的话题，又是个不容回避的问题。我们的态度是，要面对适应健康基本目的和读者实际需求的大前提，在尊重中西医学科各自理念的基础上，实现二者的结合性表述：认知理念上，或是中医的或是西医的；检查手段上，多是西医的；防治方法上，因缓急而分别选用中医的或西医的。作为这套书的基本表述原则，想来不必羞羞答答，还是说明白了好。毋庸遮掩，这种表述肯定会存在这样或那样的不融洽、不确切、不圆满等不尽如人意处，还需要长期的探索和艰苦的磨合。

东方科学与西方科学、中医与西医，从不同的历史背景之中走来，这是历史的自然发展。尽管中医与西医在疾病的认识上道殊法异，但殊途同归，从本质上看，中西医之间是可以互补的协作者。中西医之间要解决的不是谁主谁次、谁能淘汰谁的问题，而是如何互相理解、互相学习、互相取长补短、互相支持、互相配合的问题。这种"互相"关系，就是建立和诠释"中西医结合"基本含义的出发点与归宿点。人的健康和疾病的无限性与医学认识活动的有限性，决定了医学的多元性。如果说全球化的文化形态必然是不同文化传统的沟通与对话，那么，全球时代的医疗保健体系，必然也是不同医疗文化体系的对话与互补。当代中国医疗保健体系的建立，必然是中西医两大医学体系优势互补、通力合作的成果。中西医长期并存、共同发展，是国情决定、国策确立、国计需求、民生选择的基本方针。从实现中华民族复兴、提高国民健康素质和人类发展进步的共同目标出发，中西医都需要有更多的大度、包容、团结精神，扬长避短，海纳百川，携手完成时代赋予的共同使命。医学科普，是实现中西医学结合和多学科知识沟通的最佳窗口和试验田。不管这一认识能不能被广泛认可，大量的医学科普著作、养生保健讲座实际上都是这样心照不宣地进行着的，无论是中医的还是西医的。

世界卫生组织称，个人的健康和寿命60％取决于自己、15％取决于遗传、10％取决于社会因素、8％取决于医疗条件、7％取决于气候的影响，这就明确告诉我们，个人的健康和寿命，很大程度上取决于自己。"取决"的资本是什么？是对健康的认知程度和对健康正负因素的主动把握，其中最主要的就是对疾病预防问题的科学认识。各种疾病不仅直接影响到人的健康和生活质量，而且严重影响到人的生存状况和寿命。我国人均寿命从新中国成立之始的35岁升高到2005年的73岁，重要原因之一就是疾病防治手段不断得到改善和提高。如果对疾病防控的技术能够再提高一些，这个数字还有上升的余地。摆在读者面前的这套《医药科普丛书》，就是基于这种初衷而完成的，希望读者能够喜欢它、呵护它、帮助它，让它能为大家的健康给力！

新书出版之际，写上这些或许不着边际的话，权以为序。

2013 年春　于北京

## 基础知识

## 生活常识问题

## 膝关节骨性关节炎

## 结局和转归

## 治疗手段

## 功能康复和锻炼

## 核心肌力锻炼

## 附1 类风湿性关节炎

## 附2 其他类型的关节炎

## 附3 其他的问题

# 基础知识

**· · · · ■■■■ · · · ·**

## 1  什么是关节炎

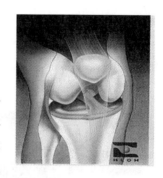

简单地说,关节炎就是关节的炎症。但这个名词比较笼统,它包括许多种会引起关节和其他结缔组织疼痛、肿胀和僵硬的风湿性疾病,这些疾病不仅侵犯关节,还会累及肌肉、肌腱、韧带以及身体的其他结构,甚至影响内脏器官。比较常见的关节炎有骨性关节炎、类风湿性关节炎、系统性红斑狼疮、痛风、风湿性关节炎、强直性脊柱炎和牛皮癣性关节炎,其中骨性关节炎(即所谓的"长骨刺")和类风湿性关节炎最为常见。

## 2  什么是疼痛

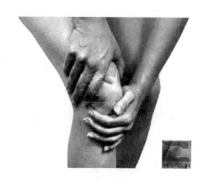

疼痛是身体的警告反应,提醒您有什么地方出了问题。国际疼痛研究协会对疼痛的定义是:一种伴有急性或潜在的组织损伤的不愉快的体验。

人体内有一种遍布皮肤和其他组织、传递疼痛信号的特殊神经系统细胞神经元,这种细胞能够对损伤或组织损害做出反应,例如,当有一种损害,如尖锐的刀尖顶在皮肤上,皮肤内的神经元就会产生化学信号经过脊髓内神经传递到大脑,产生疼痛感觉。

大多数的关节炎都伴有疼痛,一般这种疼痛可以分为两类:急性疼痛和慢性疼痛。急性疼痛是暂时的,持续时间为几秒钟或者更长,一般组织愈合后就会消失,例如烫伤、切割伤和骨折;而慢性疼痛像骨性关节炎和类风湿性关节炎的疼痛,疼痛程度由轻到重,并且可以持续终生。

**3  关节炎疼痛的原因是什么?为什么疼痛的感觉也会有所不同**

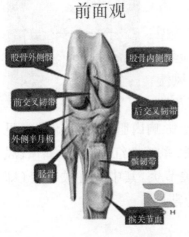

前面观

股骨外侧髁
股骨内侧髁
前交叉韧带
后交叉韧带
外侧半月板
髌韧带
胫骨
髌关节面

关节炎的疼痛可以有不同的来源,包括滑膜的炎症,肌腱、韧带或肌肉的紧张和疲劳,这些因素的综合作用决定了疼痛的程度。

关节炎的疼痛因人而异,其中的原因现在还不太清楚。影响疼痛的因素包括关节是否有肿胀,是否有发热和发红(即所谓的"红、肿、热、痛"),是否有关节内结构的损害。关节活动的强度也会影响疼痛的程度,因此有些患者早晨起床后关节开始疼痛,而另一些人则是在关节活动时间长了以后疼痛。

此外,每个患者的痛阈不同,即对疼痛的忍耐程度不同。对疼痛的忍耐程度还受身体和心理因素的影响,比如沮丧、焦虑和过度敏感等,所有这些因素都会影响疼痛的感受和程度。

**4  膝关节有哪些重要的解剖结构**

膝关节由股骨内、外侧髁和胫骨内、外侧髁以及髌骨构成,为人体最大且构造最复杂、损伤机会亦较多的关节。

膝关节囊较薄而松弛,附着于各骨关节软骨的周缘。关节囊的周围有韧带加固。我们大腿前面的股四头肌逐渐下移到髌骨后,形成薄薄的一层韧带包住髌骨,所以髌骨的运动形态、关节的血液供应与股四头肌密切相关。髌骨是人体最大的一块籽骨,其主要作用是在人体站立时能够限制膝关节过伸,要不人一站立就会摔倒,战国时的孙膑就是被庞涓挖去髌骨成为残疾的。

由于股骨内、外侧髁的关节面呈球面凸隆,而胫骨髁的关节窝较浅,彼此很不适合,为了使上下两个球形的关节稳定在一起,所以在关节内,就生有由纤维软骨构成的半月板。半月板具有一定的弹性,能缓冲重力,起到保护关节面的作用。半月板的外缘较厚,与关节囊紧密连着,内缘薄而游离;上面略凹陷,对向股骨髁,下面平坦,朝向胫骨髁。类似于在两个叠在一起的球之间夹了一个外侧厚中间薄的软骨垫。半月板就是这个软骨垫,软骨垫夹在两个骨头中间,容易磨损受伤,这就是软骨板常常出问题的原因。

膝关节内有两条交叉韧带。前交叉韧带有制止胫骨前移的作用。后交叉韧带位于前交叉韧带的后内侧,具有限制胫骨后移的作用。前后交叉韧带的作用就是防止在运动中膝关节上面的股骨和下面的胫骨前后分离。

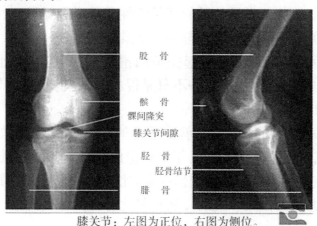

膝关节:左图为正位,右图为侧位。

## 5　骨质增生是缺钙引起的吗

在临床工作中经常遇到患者提出这样的问题:"长骨刺是不是因为缺钙呀?"虽然骨性关节炎的病因还没有完全搞清楚,但目前看来,可以肯定地说,骨性关节炎或者骨质增生,不是缺钙引起的。

一般人所理解的"缺钙",往往是指另一种常见病——骨质疏松,与许多患者所理解的正好相反,大多数骨性关节炎患者并不缺钙,骨性关节炎患者往往没有骨质疏松。骨性关节炎与骨质疏松是两种平行的疾病,虽然这两种疾病可以同时存在,但这种情况并不多见,而且二者之间也没有绝对的因果关系。

其实骨质疏松是一个非常复杂的问题,不是像"缺钙"这样三言两语就能说清楚的,骨质疏松与一些激素的水平变化密切相关,但"缺钙"确实是许多人对骨质疏松的理解。而"补钙"也绝非某些保健品宣传的那么简单。

## 6　膝关节最常见的关节炎有哪几种

膝关节的关节炎最常见的就是骨性关节炎和类风湿性关节炎。

骨性关节炎是一种关节软骨被逐渐破坏的退行性疾病;类风湿性关节炎可侵犯膝关节、引起关节内滑膜的炎症,最终也会破坏软骨。应该说明的是,关节炎并不只是侵犯关节,也侵犯关节周围的支持结构,如肌肉、肌腱和韧带等。

骨性关节炎可以由关节承受过度的应力所引起,例如反复的损伤、畸形或者体重超重。中老年最易患此病,年轻人患骨性关节炎可能是因为遗传因素,或者是创伤因素,比如半月板撕裂或其他损伤未能愈合。类风湿性关节炎的发病年龄比骨性关节炎要早。

## 7　引起膝关节肿胀的常见原因有哪些

膝关节肿胀可伴有或不伴有膝关节疼痛。引起膝关节肿胀的常见原因有：

　　(1)骨性关节炎。

　　(2)类风湿性关节炎。

　　(3)创伤。

　　(4)关节积液。

　　(5)感染。

　　(6)急性痛风性关节炎。

　　(7)慢性痛风性关节炎。

　　(8)假性痛风。

　　(9)系统性红斑狼疮。

　　(10)牛皮癣性关节炎。

　　膝关节肿胀还有其他原因，在此不一一列举，而且这些原因也无规律可循，甚至不太可能的疾病或药物也可能是肿胀的原因。此外，与肿胀的部位、性质、反应进程、加重因素和缓解因素等的特殊性一样，肿胀的原因可因患者的年龄和性别的不同而不同，与患者的主诉也有关系。具体肿胀的原因需要由医生进行综合分析。

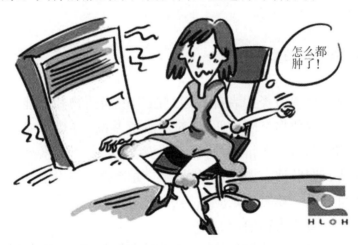

### 8　膝关节的关节炎有哪些表现？如何诊断

　　膝关节的关节炎会有膝关节疼痛、肿胀和膝关节活动受限等症状。一个常见的症状是晨僵，就是早晨起床后感觉关节发僵，活动之后又会减轻。有时膝关节伸屈时会出现交锁或弹响，但其他的膝关节疾病也可能出现这些症状。

医生可以通过病史、检查和 X 线片来进行诊断。血液检查对类风湿性关节炎的诊断有帮助，但还需要一些其他的检查。对从膝关节中抽出的关节液进行分析有助于鉴别几种类型的关节炎。医生还可以使用关节镜技术直接观察软骨、滑膜和韧带的损伤，明确诊断，但一般只有在同时需要手术的情况下才使用关节镜。

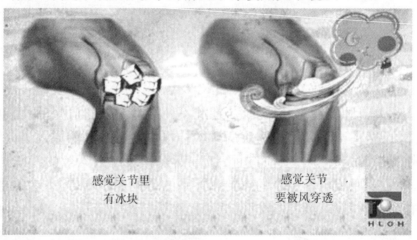

感觉关节里
有冰块

感觉关节
要被风穿透

## 9 膝关节的关节炎如何治疗

大部分骨性关节炎患者都是通过服用镇痛药物和功能锻炼来进行治疗的。常用药物有阿司匹林、对乙酰氨基酚（扑热息痛）、非甾体消炎药（布洛芬等）。非甾体消炎药是一类非类固醇激素类的能够消除疼痛、肿胀、四肢僵直及炎症的药物。功能锻炼是为了恢复膝关节的活动度和力量。减肥也是应该提倡的。类风湿性关节炎需要物理治疗和作用更强的药物治疗。

如果保守治疗的效果不佳，应考虑关节镜治疗，在关节镜下行关节清理能够缓解症状，延缓病情的发展，近期疗效非常好。对关节已经严重损害的患者来说，可以考虑行人工关节置换术。

目前有一些试验性的新的手术方法，比如用患者自身的软骨细胞来刺激软骨的修复，已经用于修复膝关节股骨远端的软骨损伤，但不适用于关节炎的治疗。

## 10 骨性关节炎的病情发展有什么特点

骨性关节炎是一种慢性的、进展性的疾病。不同的患者骨性关节炎加重的程度也大不相同。在骨组织受到损害以前,可能在数年之内症状都不会进展。

虽然骨性关节炎的最终病程可侵犯全身的关节软骨,但往往只有1～2个关节出现症状。症状最常见于手指关节、髋关节、膝关节或脊柱。起初疼痛只是发生在活动过程中,病情加重之后,休息时也会发生疼痛。在一段时间内,症状可能反复出现,也可能毫无变化。

虽然许多患者都可以通过服用药物和改变生活方式来控制症状,也有少数患者随着时间的推移症状不会加重,甚至还有些许改善,但这种疾病是进展性的,大部分骨性关节炎患者的病情都会逐渐加重,而且目前对骨性关节炎还没有特效疗法,少数病情严重的患者需要手术治疗,甚至需要置换人工关节。

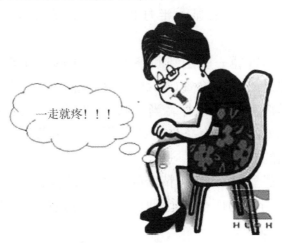

一走就疼!!!

## 11 什么是膝关节抽吸术

膝关节抽吸术也叫作膝关节穿刺术,就是用注射器穿入膝关节,抽出膝关节内的积液,观察膝关节内积液的性质,有助于诊断,而且能够减轻疼痛和关节内压力。一般用于膝关节严重肿胀不适的患者。

抽出的液体一般可见红色和黄色两种。红色的为血性积液，说明关节内组织有损伤。如果血性积液表面还有"油滴"漂浮，则说明关节内有骨折。抽出的若是黄色的黏稠液体，为病理性滑膜渗出液，说明滑膜组织有炎症。正常的膝关节腔总容积平均为 88 毫升，内存的积液量大者可达 60 毫升。

膝关节出现红、肿、热、痛等感染征象时，可采用膝关节抽吸术，将抽出的液体送到化验室化验，可明确诊断。

由于要穿入关节，可能有感染、出血、关节内组织损伤和关节内疼痛加重的危险。可以在关节穿刺抽膝关节液之后，往关节腔内注射类固醇药物来缓解疼痛和肿胀。

## 12　什么是膝关节造影术

膝关节造影术就是将造影剂注入膝关节腔内，然后拍摄 X 线片，通过与造影剂的对比来显示半月板、韧带等膝关节内结构的外形轮廓。

膝关节造影曾经一度是判断膝关节伤病的主要检查手段，而现在更为常用的是磁共振检查（MRI）。磁共振检查更加精确，而且不需要使用造影剂和拍 X 线片。当然，磁共振检查比关节造影要昂贵得多。对偏远地区或没有条件行磁共振检查的患者来说，膝关节造影是非常实用的检查方法。

在此需要提醒的是，任何精密的仪器也只能起辅助诊断的作用，由熟悉膝关节伤病的医生进行彻底的查体仍然是正确诊断的最佳方法。

## 13　关节液分析有什么意义

所谓关节液分析，就是用一支注射器刺入关节腔，抽取关节液（滑液）进行化验。关节液分析可用于任何一个大关节，如膝关节、肩关节、髋关节、肘关节、腕关节或踝关节。这种检查可用于评估关节肿胀和疼痛的原因,收集的液体用于痛风结晶或感染征象的检查,检查关节液内的细胞数量和类型;白细胞计数越高,关节内有炎症的可能性就越大。

## 14　膝关节伤病患者应如何正确地使用拐杖和手杖

拐杖和手杖有助于减轻患者下肢承受重量,保持身体的平衡。虽然看似简单,但拐杖和手杖的使用是很有讲究的。

有些患者使用拐杖时喜欢将拐杖的上端顶在自己的腋窝下,这是不对的。因为腋窝有许多重要的神经和血管,如果将拐杖顶在腋窝下,这些神经和血管会受到压迫,而发生拐杖性麻痹。正确的做法是扶拐时将肘关节伸直,这样腋窝内的神经、血管就不会受到压迫了。

另外要注意,拐杖并不能长期使用。长期扶拐会因为活动太少而导致肌肉无力、萎缩,并限制膝关节的活动,但短期内必须扶拐。

使用手杖时,有1/3的体重由手杖来承担,能够大大减轻关节承受的力量。但手杖应该放在损伤肢体的对侧,就是说,如果右侧有毛病,就用左手握手杖撑地,反之亦然。

骨性关节炎患者走路时最好能使用手杖,对缓解症状、控制病情进展很有好处。

# 生活常识问题

## 1 您是否患有膝关节疾病

先做一个小测验，下面列出几个问题，您只需回答"是"或者"不是"。如果您的回答为"是"，那么您就应该对您的膝关节多加小心，最好是去找医生。

（1）您的膝关节是否有疼痛感？是不是劳累后或者上下楼时比较明显？

（2）您的膝关节是否有僵硬感？是不是久坐后起身时比较明显？

（3）您是否经常听到膝关节内有响声？

（4）您的膝关节是否会左右打晃或者打软？

（5）您的膝关节是不是不能完全伸直？会不会有时候膝关节被"卡住"或"别住"？

（6）您的膝关节有没有发红、发热、肿胀？会不会一碰就痛？

（7）如果您不慎扭伤或摔伤了膝关节，在受伤的时候您是否听到或感受到膝关节内有响声？受伤之后膝关节是不是很快就肿了起来？

（8）在过去的2～5天，您的膝关节疼痛是不是加重了？或者说至少没有减轻？

## 2 跑步会引起关节炎吗

跑步是最普通的大众运动方式，但也有很多人担心，跑步会引起关节炎吗？尤其是喜欢跑步锻炼的年轻人，年老后会得关节炎吗？

有些研究表明跑步会引起膝关节退变，发生骨性关节炎。目前的观点是，从事高强度、高应力跑步训练的运动员关节退变的危险性较大，而把跑步当成锻炼或消遣则不会有什么严重的后果。某些锻炼对关节有益，因为这些锻炼能够加速营养关节软骨的滑液的循环，有助于软骨和肌肉保持健康的状态。

一般每周跑2~3次比较合适，以100米/分的速度慢跑比较好。

不过现在研究证明，长时间在跑步机上进行跑步锻炼的人，膝关节磨损程度要比正常人快得多。大家还是小心些好，不要经常在跑步机上锻炼，这并不利于健康。

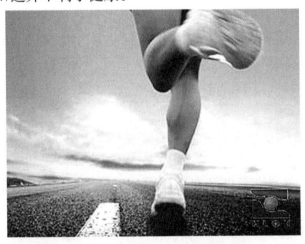

### 3  什么是打软腿？打软腿的常见原因有哪些

许多患者常常说自己有时会"打软腿"。所谓打软腿，是指突然要跪倒的感觉，往往出现于上下楼梯或行走的时候，有时会伴有明显的疼痛。主要是由膝关节不稳定，损坏的关节软骨面受压，以及股四头肌肌力较弱，无力控制关节所致。常见的原因有韧带伤病、半月板损伤、髌骨软骨软化、骨性关节炎、关节内游离体、盘状软骨、滑膜皱襞综合征、长期固定引起的股四头肌萎缩等。

必须注意的是，经常打软腿会加重关节软骨的破坏。若出现打软腿现象，应尽快就医，并在医生的指导下加强股四头肌的力量训练，如能坚持，可以获得良好的效果。

## 4 膝关节后面总是发紧是怎么回事

膝关节后面有腘绳肌和腓肠肌等肌肉。有些患者，特别是骨性关节炎患者，总是觉得膝关节后面发紧，严重的甚至膝关节不能完全伸直。其实，这种情况主要是腘绳肌紧张所致，平常须注意将腿置于伸直位，牵拉腘绳肌，而不要总是将腿置于半屈膝位，否则腘绳肌会越来越紧张，导致伸膝困难。按摩放松腘绳肌和踝套牵引是非常有效的，我们在临床上对那些伸膝困难的患者采用这种方法治疗，效果非常明显。

还有一个问题会导致膝关节后面发紧，那就是腘窝囊肿。腘窝囊肿张力较高时，患者也会有膝关节后面发紧的感觉。关于腘窝囊肿我们还将做专门的讨论。

## 5 膝关节伤病患者自己在家里能做哪些处理

膝关节伤病患者自己在家里可以进行一些简单的自我疗法，常用的方法有：

(1)冰敷膝关节局部。冰敷既可以消肿，也可以缓解疼痛。

(2)减少活动量，以不引起疼痛为度。

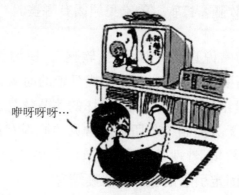

唧呀呀呀…

适量的运动

（3）戴护膝,还可在护膝前面中间部剪出一个洞,大小与髌骨相当,露出髌骨,同时又圈住髌骨。这样在运动过程中,髌骨的稳定性得到增强,疼痛即可缓解。目前已经有了专门设计的"护髌器"。

（4）锻炼之后,趁全身肌肉温热时牵拉大腿前后的肌肉（股四头肌和腘绳肌）。

（5）坚持直腿抬高的功能锻炼。

## 6　什么情况下必须到医院去检查

（1）膝盖打晃或打软。

（2）膝关节受伤过程中听到或感觉到有声响,而且伤后膝关节很快就肿起来。

（3）膝关节突然不能伸直,或者关节被"锁住"、"别住"。

（4）膝关节局部红、肿、热、痛。

（5）膝关节疼痛严重,甚至导致走路跛行,2～3 天不能缓解。

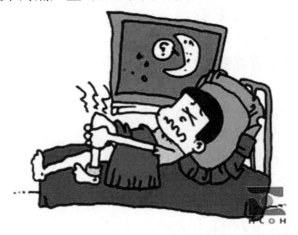

## 7　膝关节出了问题应该找谁看

凡是膝关节的损伤或疾病一般都是由骨科医生来进行治疗。骨科的治疗范围很广,包括骨、关节和软组织（如韧带、肌腱和半月板）伤病的保守治疗和手术治疗。现在从骨科当中又分出了关节外科,治疗膝关节伤病就更加在行。坚持保守治疗的关节炎患者也可以找康复科或风湿病科医生,他们比较擅长关节炎及相关疾病的诊断和内科治疗。

**8　膝痛患者去医院之前应该准备回答医生的哪些问题**

(1)膝关节疼痛常常在什么时候出现?

(2)第一次膝关节疼痛是在什么时候?

(3)到目前为止膝关节疼痛有多长时间?

(4)疼痛是持续性的还是间断性的?

(5)疼痛的具体部位在哪儿?

(6)是一侧膝关节疼痛还是双侧膝关节都有疼痛?

(7)整个膝关节都痛吗?

(8)有没有髌骨疼痛?

(9)疼痛是在膝关节的内侧还是外侧?

(10)膝关节下面痛吗?

(11)疼痛的程度如何?

(12)膝关节有青紫吗?

(13)能站吗? 能走吗?

(14)哪些情况下疼痛会加重?

(15)膝关节受过伤吗?

(16)是否很少坐着或躺着休息?

(17)哪些情况下膝关节疼痛会缓解?

(18)自己在家治疗过吗?

(19)是否还患有其他疾病?

(20)膝关节肿吗?

(21)膝关节疼痛的时候有没有发热?

(22)小腿肿吗?

就诊时向医生准确地描述自己的病情非常重要,能够帮助医生做出正确的诊断。看病实际上是患者和医生的合作过程。一个负责的医生会仔细询问病情并认真倾听患者的叙述,但由于门诊求医者众多,每位患者的就医时间都十分有限,如何在有限的时间内言简意赅地讲清楚自己的病情,确实是一个值得注意的问题。如果主次不分,前后颠倒,甚至语无伦次,会影响医生的思维和判断,也容易使某些医生失去耐心,其结果也就可想而知了。为了避免离开诊室后后悔,请参考以下的一些建议:

(1)去医院就诊之前应该有所准备,事先想好要说的主要病情以及打算问医生的问题。

(2)见到医生后不要紧张,首先明确告诉医生你最主要的痛苦、部位和时间,尽可能用最简练的语言来表达。

(3)按时间顺序叙述病情,比如膝关节是否受过伤,什么时候受的伤,怎么受的伤,受伤时膝关节处于什么姿势和位置,受伤后疼痛部位,有无肿痛,能否活动等;有无其他症状,如打软、弹响、交锁等;是否到医院去看过,何时在哪家医院看过,诊断是什么,做过什么治疗,效果如何。

(4)在你叙述病情时,医生可能随时会打断你,并问你一些问题,尽可能简明扼要地回答,但不要接受暗示。比如医生可能会问"上下楼是不是比走平路时更疼?"或"有没有走着走着膝关节突然卡住不能动的时候?"等。回答时是就是,不是就不是,有就有,没有就没有,不要模棱两可。这对正确诊断是非常重要的。

(5)大胆地向医生提出你最关心的问题,例如:"您看我这是什么病?""原因是什么?""严重吗? 会发展到什么程度?""怎么治疗?""我平时应该注意什么? 怎样才能尽快恢复?""我什么时候再来?"等。记住,先问最重要的问题,回答一个再问一个,问题不要太多。

(6)骨科检查要求充分暴露患处,膝关节检查也不例外。因此赴医院就诊时最好穿柔软而宽松的长裤,以便检查时能充分暴露膝关节。女性患者最好不要穿裙子就诊,以免检查时不方便。另外,医生检查时应该合作,尽量放松,不要因为惧怕疼痛而抵抗检查。

## 10 膝关节骨性关节炎患者的饮食应该注意什么

膝关节疾病虽不致命,但会给患者带来长期的疼痛,膝关节炎除了药物和手术治疗外,食疗也占了相当重要的地位。

(1)进食高钙食品,以确保骨质代谢的正常需要。老年人钙的摄取量应较一般成年人增加 50% 左右,即每日成分钙不少于 1 200 毫克,故宜多食牛奶、蛋类、豆制品、蔬菜和水果,必要时要补充钙剂。(体内缺钙多导致腿部抽筋与骨质疏松,骨质疏松会产生"骨质增生",而这种"骨质增生"会影响骨性关节炎病的产生,因而补钙对于膝关节骨性关节炎病的防治是有益而无害的,只是并不能明显见效罢了,故切勿因补钙就不再进行其他的治疗了。)

(2)多食富含维生素 D 的食物。维生素 D 可以帮助钙质的吸收,故要多服含维生素 D 的乳制品或钙片,以帮助钙质的吸收。

(3)增加多种维生素的摄入。对骨性关节炎微量营养素的研究中发现,高抗氧化剂的摄取特别是维生素 C,可以保护关节、防止骨性关节炎进展。其他如维生素 A、维生素 $B_1$、维生素 $B_6$、维生素 $B_{12}$ 和维生素 D,以及制造骨质必要的元素(钙、硒、锌等)适当增加摄入量。

## 11 吃药能消除骨刺吗

骨刺属于正常的骨组织,它不能被药物消除。不严重的骨刺所引起的临床症状完全可以通过药物、关节注射、理疗和体疗方法来解决,而严重骨刺所引起的关节炎只能通过关节腔清理和人工关节置换来解决。

人工关节置换只是将膝关节处的股骨、胫骨和髌骨表面磨坏的一层骨头去除,用金属的关节面替代。就像我们平时修牙时镶一个牙套在外面一样,两金属关节面之间以高分子聚乙烯垫相隔。使用的金属材料与人体组织具有良好的相容性,没有排异反应。

## 12　有骨刺一定需要治疗吗

其实,绝大多数患者的骨质增生并无临床表现,只是在体检或就诊时偶然发现存在骨质增生。而当骨质增生发展到一定程度,生长的骨刺比较大,生长的骨刺累及神经和血管以及骨质增生造成了局部组织无菌性炎症时,就产生了临床症状。骨质增生的存在与临床症状的产生不是平行的关系。因此,有些人并不以为然,而有些人却格外紧张。

那么,发现骨质增生要注意什么?由于骨质增生是人体的一种正常的生理现象,人体的一种自我保护机制,如果无明显的不适,不用刻意去治疗骨质增生。如果骨质增生累及神经、血管或引起了关节的损伤,有了疼痛、肿胀、关节功能障碍等临床症状,患者可以针对病因对症治疗。

此外,骨质增生患者可以通过日常生活中的保健来预防病情的恶化:

(1)骨质增生患者要注意平时的日常保健,不要长时间固定在一个坐姿上,要不断变换坐姿。

(2)在病症严重期间禁止外出活动,恢复期间要避免潮湿、寒冷等方面的刺激。

(3)骨质增生发生的概率是随着年龄的增长而增加的,为保证骨质钙的正常代谢,老年人要加强钙的摄取量。

其实还有就是饮食上面的调养,骨质增生患者应该补充一些营养素如:①盐酸甜菜碱。用量依照产品标示。帮助钙质吸收。年长者较易缺乏盐酸。假使你患有胃溃疡或严重胃灼热的疾病,勿试此产品。②钙及镁螯合剂。钙每天1 500毫克,镁每天750毫克。保持钙、镁平衡将预防不正常的钙质堆积。③蛋白质分解酵素。用量依产品标示。帮助营养的吸收及控制发炎。④维生素 C 和生物类黄酮。维生素 C 每天2 000～4 000毫克,黄酮每天100毫克。一种抗发炎剂,对胶原蛋白及结缔组织有益,帮助减轻疼痛。⑤维生素 B 群

添加维生素 $B_6$ 每天 $50\sim100$ 毫克。同时服用各种维生素 B 最能发挥其功效,维生素 $B_6$ 是制造盐酸所必需的。骨质增生患者应避免的食物:柑橘类水果,尤其是橘子、橙子。也避免糖、酒、咖啡。这些物质会阻挠复原过程,并扰乱体内的矿物质平衡。

## 13　怎样防治膝关节骨质增生

（1）由于对骨质增生缺乏了解,许多人经医院检查发现身体膝关节某个部位出现骨质增生后,精神压力大,到处寻找消除骨刺的药物及良方,却不知道骨质增生是骨骼退行性改变的表现,是不可逆转的。

随着年龄增长,组成关节面的软骨也逐渐变老,变得干燥,光滑度下降,耐磨性减少,变薄,破损,造成关节周围韧带、肌腱、关节囊牵拉附着处的幅度变大,造成这些部位反复性轻微损伤。而机体不断地自我修复创面,撕裂的骨膜增生、血肿机化均成为骨质,这个过程日复一日地进行着。通过 X 线便会发现关节周围明显的骨质增生。另外,当身体其他器官、组织出现异常或病态时,也会影响到骨骼,如随着年龄的增长,中老年人体内的激素发生明显变化而出现一些病,必然导致骨骼的变化,也必然影响关节的各部分,从而产生骨质增生。除上述生理性因素外,骨质增生还有病理性的如创伤性骨关节炎、骨折等。所以一般来说骨质增生是机体的一种代偿性或适应性反应,是关节衰老的一种正常生理过程。

但有部分人却因此表现出一些疼痛、关节肿胀等症状。这主要是因为增生骨质的部位恰好发生在关节及肌肉附着处。长期反复的活动刺激周围的软组织及神经、血管,使局部出现充血水肿、粘连等病理变化。临床表现为局部疼痛、酸困,活动后加重,如果增生的骨质压迫神经或神经外膜有炎症反应时,该神经支配的肌肉将出现无力,皮肤过敏性疼痛,麻木或感觉减退,压迫血管时供区血液供应将减少,在颈部则出现头晕、头痛。

骨质增生可发生在全身各关节处,在不同部位会有不同临床表现,理疗、按摩、休息等对缓解骨质增生引起的疼痛有效,若配以适量的镇痛类药物如消炎痛等,止痛效果会更好一些。但上述办法虽然能缓解症状,却对骨质增生本身无效。

(2)适当的体育锻炼是预防骨质增生的好方法,但要避免剧烈运动,因为剧烈运动会使骨骼及软组织过度受力,增生进一步加重。同时要防止肥胖、减轻体重,以避免关节负荷加重损伤软骨及韧带。中老年还应适当补充钙质以减慢骨组织的衰老和退行性改变的过程。

骨质增生治疗方法要视具体情况而定。针对骨质增生不同部位,不同程度,可通过采用离子导入、理疗、热敷、按摩、针灸、口服药物等方法改善增生骨质的微循环,减少组织水肿及无菌性炎症,抑制和缓解骨质增生者的疼痛。目前有些医院采用小针刀技术治疗骨质增生,因效果好、费用低且不良作用少而受到骨质增生患者的欢迎。如果增生的骨质压迫主要血管、神经出现感觉障碍、头晕头昏时,就要考虑手术治疗,通过手术去除增生骨质和解除组织机械性压迫,达到使患者解除病痛、恢复正常生理机能的目的。

## 14 如何早期发现膝关节骨性关节炎(早期症状)

随着人们年龄的增长,膝关节骨性关节炎的发病率逐渐增高,膝关节骨性关节炎是骨科疾病中最为常见的一种,也是很难治愈的一种疾病,很多人都深受膝关节骨性关节炎的摧残。那么膝关节骨性关节炎的早期症状有哪些呢?

(1)关节活动受限。如果遇到膝关节开始显得运转不自如时,应该想到可能患上了膝关节骨性关节炎,而且还有可能正处于早期。

(2)关节僵硬。膝关节骨性关节炎患者时常会感觉关节僵硬。有的人久坐后突然感到有些关节像"上了锁"一样动弹不得。这种情况在早晨起床后,以及较长一段时间不运动后特别明显,这就是膝关节骨性关节炎的早期症状。

(3)关节肿大变形。当膝关节关节退化时,关节滑膜就会常常发炎。由于滑膜上分布着许多神经末梢作为疼痛感觉器,这些疼痛的信息传送给大脑皮层后,滑膜会分泌更多的滑液以润滑与滋养那些损伤的滑膜组织。关节间隙积液增多,造成了肿胀,使疼痛加重,甚至关节难以转动。

(4)关节活动有摩擦音。膝关节骨关节炎发展到后期,由于关节软骨退化、剥落,会使软骨下的骨质暴露。当关节活动时,两端软骨下的骨头裸露,互相触碰时会发出声音。

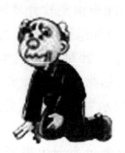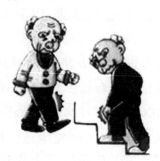

## 15　关节炎患者如何避免上当受骗

患有慢性疾病的人很容易成为那些兜售假药的骗子们的目标。

笔者以一名医生的良知和责任心,在此提醒广大关节炎患者注意:不要有病乱投医,不要轻信医疗广告,也不要轻信那些未经证实的疗法。看病不要去找江湖游医,要找正规医院的医生,特别是专科医生。只有这样,您才能得到正确的治疗。

下面的这些忠告可能有助于您节省金钱,避免上当受骗及一些潜在的危险。

(1)不要轻信任何承诺能够"治愈"关节炎或宣称可治疗所有类型关节炎的药物,因为这种药物根本不存在。

(2)不要轻信那些上门推销、邮购或通过电视、电话销售的药物或产品,也不要轻信只对个别患者有效的药物或产品。

(3)不要轻信广告上描述的所谓"特效"、"奇迹"。

(4)一些药物或产品广告上附有"满意的患者"的推荐信或证明信,对这些药物或产品要格外小心。

(5)如果药物或产品的疗效结论只是基于单项研究,或是没有进行对照研究,那么所谓的"疗效"便值得怀疑。

当您以惯用的方式做某一动作时，如果关节出现疼痛，可以试着用其他不会引起疼痛的方式来做这个动作。

当您长时间从事一件工作而觉得很累的时候，可以把这件工作分成几个小部分来做，而且在小部分之间可以休息片刻。

避免长时间站立，少做跪和蹲的动作，尽可能坐着去做那些需要很长时间才能完成的工作，或者在工作过程中有规律地休息，坐较高的椅子或使用坐垫，避免坐过低的椅子。

养成良好的生活习惯对关节炎患者的自我调理是非常重要的。以下的一些建议有助于您的膝关节保持良好的健康状态：

(1)坚持功能锻炼。专家强调应将锻炼腿部肌肉作为缓解疼痛的首要治疗方法，因为依赖镇痛药物可能会使您产生错误的安全感，因而过度使用膝关节，而您的既有力量不足以保护关节，造成关节受到进一步的损害。

(2)控制体重。超重会增加关节的负荷并加重关节炎症状，超重的骨性关节炎患者可通过降低体重来减轻膝关节的负担。要知道下楼时膝关节承受的冲击力是体重的3～5倍，因此，减去5千克体重就能消除15千克作用于膝关节的冲击力。另据测算，若减去1.63千克体重，膝关节的负荷就会从9.53千克降至6.81千克。可见减肥的好处并不仅限于能改善体形。

(3)多乘车，少走路。

(4)平时走路时尽可能选择平坦而柔软的路面。

(5)穿舒适的平底软鞋。

(6)避免连续站立10分钟以上。如果工作需要，比如教师或售货员，最好改换工种。如果不能改换工种，可在工作时坐高凳或经常休息，千万不要长时间站立。

(7)尽量不要爬楼梯，上下楼最好乘坐电梯或电动扶梯。

(8)避免做蹲和跪的动作。

(9)平常使用的床、椅子和坐位马桶不要太低，在卫生间内一定要安装扶手。

(10)不要有病乱投医,经常与正规医院的专科医生保持联系,按医嘱服药或使用矫形支具。

(11)每晚保证 8～10 小时的睡眠,必要时白天也可以小睡片刻。每天喝 2 升左右的水,平衡膳食。

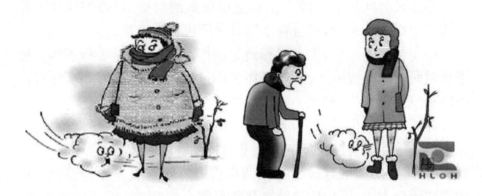

# 膝关节骨性关节炎

## 1 什么是膝关节骨性关节炎

膝关节骨性关节炎（以下简称骨性关节炎）是由于老年或其他原因如创伤、关节的先天性异常、关节畸形等引起关节软骨的非炎症性退行性变及关节边缘骨赘形成，临床可产生关节疼痛、活动受限和关节畸形等症状。软骨的退行性变可能自 20 岁以后即已开始，在 50 岁以上人群中，大多能在 X 线片上显示骨性关节炎的表现。女性病变往往较男性更为突出，多累及手指关节、膝、髋、脊柱等，是影响老年人活动的最常见病变。

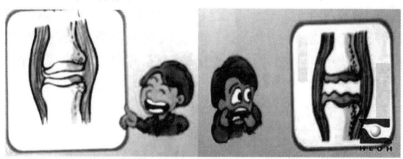

骨性关节炎是一种可动关节的非炎症性病变，它的特点是关节软骨退化和关节表面及边缘新骨形成。骨性关节炎又称肥大性骨关节炎、退行性关节炎、膝骨关节炎、老年性关节炎、增生性骨关节炎或骨关节病，均指一种病。该病是常见的一种关节病变，其患病率随着年龄而增加，女性比男性多发。骨性关节炎以手的远端和近端指关节、膝、肘和肩关节以及脊柱关节容易受累,而腕踝关节较少发病。

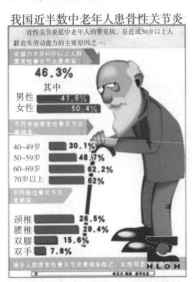

我国近半数中老年人患骨性关节炎

骨性关节炎的主要病理改变为软骨退行性变性和消失,以及关节边缘韧带附着处和软骨下骨质反应性增生形成骨赘,并由此引起关节疼痛、僵直、畸形和关节障碍。骨性关节炎可以从 20 岁开始发病,但大多数无症状,一般不易发现。骨性关节炎患病率随着年龄增长而增加,女性比男性多见,国外调查指出,有明显骨性关节炎 X 线证据者,在 45～64 岁年龄组中,男性占 25％,女性占 30％;而在 65 岁以上年龄组中,男性上升为 58％,女性上升为 65％。

临床调查也证实,骨性关节炎的发生率在 59～69 岁占 29％,而在 75 岁或以上的占 70％。根据 2014 年 2 月民政部最新统计,现在我国 60 岁以上的老年人数量突破 2 亿,占人口数量 14.9％……我国仅在老年人中骨关节炎患者就可达 1 亿左右。

骨性关节炎在临床上,可分为原发性和继发性 2 类。原发性骨性关节炎,目前所有的检查方法查不出病因的骨性关节炎,通常所指的骨性关节炎属于这一类;继发性骨性关节炎是指在其他各种病因疾病的基础上诱发的病变,如创伤、类风湿关节炎、神经及内分泌疾病等。这一类骨性关节炎的病变比较局限,不伴发赫伯登结节。

## 2 骨性关节炎是如何发生的

对于膝关节骨刺、膝关节的退行性变、膝关节骨质增生和膝关节骨性关节炎这些说法,在医学上都属于常见的慢性关节疾病,俗称膝关节骨关节疾病。

正常关节表面有一层软骨膜用以保护其下面的骨组织不被磨损,而膝关节病的特征是关节软骨不断被磨损以至于其下面的软骨下骨不断磨损、增生而形成骨刺。人到了一定年龄,身体的各个器官组织发生退化,骨组织也不例外。因此,退行性变是产生骨刺的基础。另外,先天遗传因素、先天性关节结构异常和后天性关节面不平整、损伤或机械性磨损、关节外畸形引起的关节对合不良、关节不稳定等因素,使得每一个患者的骨质增生程度也不一样。

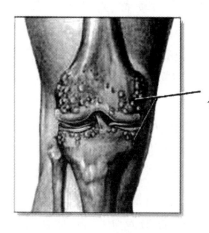

膝关节
骨性关节炎

## 3 生活中具体有哪些因素会导致膝关节骨性关节炎

膝关节出现僵硬疼痛感在生活中比较普遍,其实这是膝关节骨性关节炎的症状表现,所以出现这种表现的时候就要警惕这个疾病。不良习惯、身材肥胖、关节劳损、关节创伤、气候等因素都很有可能诱发骨性关节炎,导致关节僵硬疼痛。

(1)不良习惯。吸烟将消耗身体15%的氧供应,使骨骼及关节处于相对缺氧的状态,很容易诱发膝关节骨性关节炎。吸烟会直接导致受伤的组织新陈代谢进一步减慢,关节疼痛加重。酒对关节健康的负面作用也很大,大量饮用酒类,甚至酗酒,很容易影响关节的健康,导致关节病变,诱发膝关节骨性关节炎,给患者带来关节僵硬、疼痛等各种不适症状。

(2)身材肥胖。肥胖不仅是高血压、高血脂患者的特征性体态表现,同时也是骨性关节炎的易发因素之一。在我国,肥胖人群中有10%～40%的人患有骨性关节炎,肥胖引发关节炎是与关节长期负重以及肥胖者脂质代谢异常有关,肥胖超重可加速退行性变发展,从

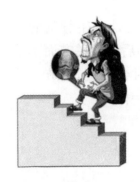

而导致患者出现膝关节僵硬、疼痛感。在欧美由于高脂的饮食习惯，肥胖而导致骨性关节炎的患者比比皆是。

（3）关节劳损。研究表明，运动员、纺织工人、重体力劳动者、野外工作者的原发性关节炎发病率明显高于其他人群，直接证明了关节长时间的劳损会加速引起关节退行性变的产生，导致患者出现关节僵硬、疼痛感。

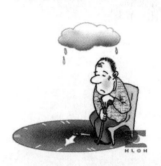

（4）气候因素。经常居住在潮湿、阴冷环境的人群往往会导致人体血液循环不佳，诱发原发性骨性关节炎。

（5）关节创伤。生活中不注意发生骨折等关节创伤，如果不及时处理或者处理不当，很容易发生骨性关节炎疾病，给患者带来关节疼痛僵硬等一系列的病痛，严重危害患者健康。

（6）骨密度。当软骨下骨小梁变薄、变僵硬时，其承受压力的耐受性就减少，因此，骨质疏松者出现骨性关节炎的概率增大，给患者带来膝关节疼痛。

（7）遗传。不同种族的关节受累情况是各不相同的，如髋关节、腕掌关节的骨性关节炎在白种人中多见，但有色人种中少见。性别亦有影响，本病女性较多见。

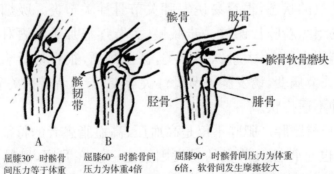

髌骨　　股骨

髌骨软骨磨块

髌韧带

胫骨　　腓骨

A　　　　　　　B　　　　　　　C

屈膝30°时髌骨　屈膝60°时髌骨间　屈膝90°时髌骨间压力为体重
间压力等于体重　压力为体重4倍　6倍，软骨间发生摩擦较大

患者应尽量避免做剧烈的运动，如篮球、排球、羽毛球等，起跳、

下落、急转等动作其实对膝关节是一个很大的考验,稍微不注意,就容易造成关节损伤。对于老年人而言,散步和游泳等运动是较为适合的运动。运动之前,一定不要忘记做热身运动,通过慢跑、体操等热身运动,可以活动关节、肌肉及韧带,使关节做好准备,减少关节损伤的发生。

## 4 骨性关节炎是老化的结果吗

时至今日,有关骨性关节炎的演变性进展仍有多种说法,许多人认为骨性关节炎是一种不可避免的老化性疾病,是磨损性关节炎。

然而广泛的研究已经证实老化过程和骨性关节炎有明显的区别,尽管骨性关节炎常与衰老为伴,但骨性关节炎的软骨在生物化学特性上与正常老化的软骨并不相同,因此该病似乎并不是老化本身所引起的。骨性关节炎在老年人中相当常见,但就此推断骨性关节炎是一种软骨损坏的简单的磨损过程是错误的,认为骨性关节炎是一种不可避免的,类似头发变白或皮肤衰老的老化性疾病的观点未免过于简单。该病在老年人群中发病率较高且较严重,很可能是始于早年的长期的病理生理过程作用的结果。

许多疾病会导致膝关节的退行性变。膝关节骨折、软骨损伤和韧带撕裂引起的膝关节功能异常在多年之后可导致膝关节退行性变。力学异常可导致过度磨损,就像汽车或自行车的外胎长时间使用后便会磨损一样。

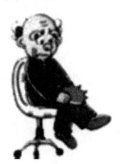
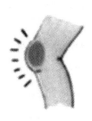

## 5  骨性关节炎的诊断标准是什么

| 序号 | 条件 |
|---|---|
| 1 | 近1个月内反复膝关节疼痛 |
| 2 | X线片(站立或负重位)示关节间隙变窄、软骨下骨硬化和(或)囊性变、关节缘骨赘形成 |
| 3 | 关节液(至少2次)清亮、黏稠,白细胞<2 000个/毫升 |
| 4 | 中老年患者(≥40岁) |
| 5 | 晨僵≤30分钟 |
| 6 | 活动时有骨摩擦音(感) |

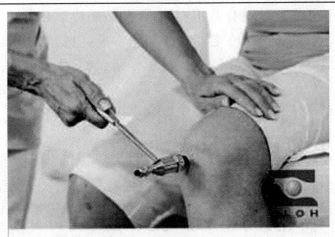

## 6  膝关节骨性关节炎一定会疼吗

这个问题恐怕很多医生都说不清楚。骨性关节炎的疼痛并非来源于覆盖关节面的软骨,因为关节软骨组织没有神经支配,但是我们知道没有神经支配的组织是不会有感觉的。实际上骨性关节炎的疼痛原因还有些模糊,可能包括以下几种:

(1)关节内衬的滑膜组织的炎症。

(2)关节软骨下方骨组织的细微骨折。

（3）关节局部的静脉压较高。

（4）骨刺上的神经末梢受到牵拉。

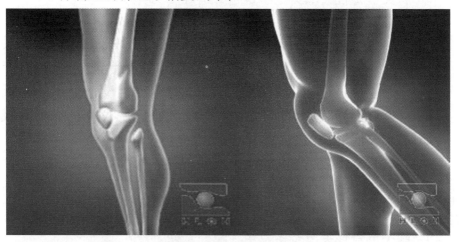

## 7 膝关节骨性关节炎与骨刺的关系

　　骨质增生可以发生在身体的多个部位,如颈部、腰部以及膝盖等,其中膝盖骨质增生的发病人群比较多,患病后给患者的行走带来了一定的困难。那么是什么原因导致膝盖骨质增生的发生呢?

　　（1）与年龄有关。准确地说是随着人体膝关节磨损时间的增加,膝关节逐渐出现关节软骨破坏和膝关节边缘的骨赘形成,也就是形成骨刺。

　　（2）关节液的改变。关节液本身是起到润滑关节的作用,如果因为某些原因,导致关节液分泌减少,或是关节液成分的改变导致润滑作用降低,都会导致膝盖骨质增生。

　　（3）膝关节软骨组织改变。老年人软骨基质中的蛋白多糖含量减少,胶原纤维增加,软骨弹性减低,易受损伤而发生异常改变。

　　（4）外伤因素。意外伤害造成膝关节内骨折、半月板损伤、髌骨脱位等,这些也会造成膝关节软骨损伤。

　　（5）膝关节感染或炎症因素。膝关节内感染可引起膝关节软骨破坏,进而引发膝盖骨质增生。

## 8 膝关节骨性关节炎是不是越磨越好

有些人认为长了骨刺会越磨越好,磨磨就能够把骨刺磨平,膝关节越磨越不疼。于是,有些老年人开始爬山、上下台阶、长时间行走和跑步,希望通过这些运动来磨掉骨刺。结果非但没有磨掉骨刺,反倒把好的软骨膜和正常的骨头也磨掉了,使临床症状加重,甚至造成骨缺损,给以后的膝关节手术带来很大麻烦。其实这是一种非常不正确的认识,患了膝关节骨性关节炎后,再通过大量不正确的运动方式只会加重膝关节疼痛症状。

## 9 膝关节骨性关节炎多发生在哪些人群

骨质增生可以发生在身体的多个部位,由于膝关节作用比较大,因此患膝关节骨质增生的概率会大一些,特别是一些运动员、重体力劳动者以及肥胖者,这些人要多加注意,在日常生活中要做好膝关节骨质增生的预防工作。

(1)膝关节过度活动者。如体育运动员、舞蹈演员,以及以膝关节活动为主且负重的某些工种的劳动者(如搬运工人、装卸工人等)。

(2)外伤导致膝关节不稳定者。如膝关节骨折后未妥善治疗的患者,外伤导致膝关节侧、副韧带受损没有及时进行有效治疗的人,膝关节反复扭伤、挫伤致使关节韧带松弛的人,十字韧带断裂固定不牢靠的人等。

(3)膝关节畸形者。如佝偻病患者多有罗圈腿(也叫"O"形腿)和拐腿(也叫"X"形腿)畸形。

(4)肥胖者。体重严重超过标准的人膝关节承受的压力比较大,容易发生损伤。

(5)老年体弱者。随着年龄增长,膝关节骨性关节发生退行性改变,特别是出现老年性骨质疏松症的人,中老年女性比男性更多见。

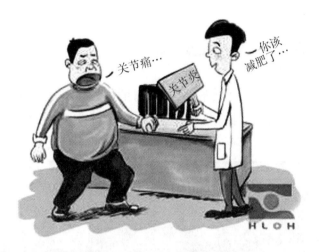

## 10　膝关节骨性关节炎的疼痛有哪些特点

（1）初动痛。也称为始动痛或"胶滞现象"，即膝关节长时间处于某一体位不动，刚开始活动时，会觉得膝关节疼痛、发僵，慢慢活动后好转，但行走和活动过多后又会加重。

（2）负重痛。许多患者都有这种体验，躺着、坐着或者进行游泳、骑自行车等不负重活动时膝关节不痛，而在行走，特别是上下楼、上下坡或提挑重物时膝关节便出现疼痛，这种负重痛是由于膝关节负荷增加引起的。还有一种现象，比如坐长途汽车或坐剧院里看戏，到站或剧终后站起时会突发膝痛，甚至打软像要跪倒一般，国外有学者称之为"长途汽车征"或"戏剧院征"，这其实是初动痛与负重痛共同作用的结果。若此时先不站起，而是先坐着活动一下膝关节，就可能避免这种情况的出现。

（3）主动活动痛。主动活动膝关节时，由于肌肉收缩加重了关节负担，也会出现疼痛，而且一般比被动活动时的疼痛加重。

（4）休息痛。膝关节长时间不动，特别是夜间睡觉时疼痛，称为休息痛，也叫静止痛。目前认为与静脉瘀阻，血液回流不畅，导致髓腔及关节内压力增高有关，往往需要频繁变换体位才能缓解。

## 11 骨性关节炎X线片改变

　　早期X线检查多为正常。随着病情发展，出现关节间隙变窄或者关节间隙狭窄呈不对称性改变。软骨下骨质变硬、增生、关节周围形成骨刺。严重者，可有关节半脱位。

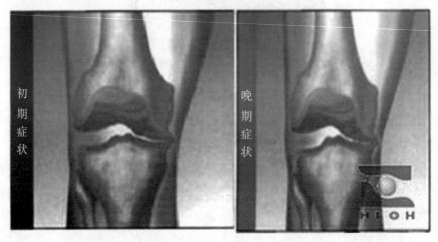

# 结局和转归

## 1 患了骨性关节炎到底会严重到什么程度

在临床上遇到许多患者都提出了同样一个问题:"我会残废吗?"或者:"我会瘫痪吗?"一般骨性关节炎本身不会致残,不会瘫痪,更不会危及生命,但疼痛和活动受限,可能会严重影响生活质量,除非用药物或者手术治疗使之减轻。骨性关节炎最终可发展至哪怕是步行这样相对轻微简单的活动,也会相当困难,有5%的患者因骨性关节炎而被迫放弃工作。

遗憾的是,虽然有许多治疗方法可以有效地缓解症状并显著地改善生活质量,但迄今为止,还没有任何一种治疗方法能够治愈骨性关节炎,也没有任何一种方法能有效地控制骨性关节炎的发展。因此,对这种疾病还是应该保持足够的重视。

## 2 膝关节骨性关节炎都有什么并发症

膝关节骨性关节炎可能出现的并发症有:

(1)软骨溶解。软骨迅速、完全裂解,导致关节内组织材料松弛。

(2)骨坏死。

(3)应力骨折。重复的损伤或应力造成骨的裂纹,逐渐发展至应力骨折。

(4)关节内出血。

(5)关节内感染。

(6)关节的肌腱和韧带组织的破坏。

### 3　什么是膝外翻和膝内翻

膝外翻是当双膝并拢时,双侧的踝关节是分开的。而膝内翻正好相反,双侧踝关节并拢时,双侧的膝关节是分开的。双关膝外翻叫"X"形腿;单侧膝外翻叫"K"形腿;双侧膝内翻叫"O"形腿,俗称"罗圈腿"。这些都是比较形象的说法。

大多数 2~3 岁的幼儿都有些轻度的膝内翻或膝外翻,这是发育过程中的正常现象,一直会持续到 5~6 岁,然后双腿会逐渐完全长直。到了青春期,大多数孩子站立时膝关节和踝关节在没有外力作用的情况下都能够同时并拢。

膝内翻或外翻也可以是某些疾病的症状表现或继发后果,比如胫骨内髁软骨病(Blount)或骨性关节炎可出现膝内翻,伸膝装置力线不正或骨性关节炎可表现为膝外翻,外侧半月板切除后或胫骨外侧平台骨折复位不佳也可能继发膝外翻畸形。

### 4　膝内翻和膝外翻需要治疗吗

如果没有膝关节疼痛的症状,膝内翻或膝外翻是不需要治疗的。如果膝内翻或膝外翻畸形伴有膝关节疼痛的话,一定要去医院就诊。膝内翻或膝外翻可能是造成膝关节疼痛的原因,需要手术矫正。常用的方法是截骨矫形术,将腿骨截断后摆正,再用外固定架固定,直至截骨处愈合,手术效果很好。如果是严重的骨性关节炎伴有膝内翻或膝外翻畸形的老年患者,可以考虑全膝关节置换术。

### 5　什么是截骨术

截骨术是通过从病变关节截断骨头,人为造成骨折,然后摆正,用外固定架固定,使骨头在正常的位置上愈合。截骨术的目的是改变关节负重面,使重量从病变软骨区域转移到健康的软骨区域。

膝关节骨性关节炎的软骨破坏多发生于膝关节的内侧部分,因此外观上往往呈"O"形腿或弓形腿。在这种情形下,通过截骨术,使体重更多地施加于外侧健康的软骨,减轻内侧已受破坏的软骨的负荷,使负荷更加均匀地通过关节软骨。截骨后,将断端紧密对合,用石膏或外固定架固定。

截骨术常用于矫正某些膝关节畸形,如膝内翻和膝外翻。截骨术还可推迟全关节置换的时间,因此比较适用于年轻的患者。

## 6　截骨术的效果如何?截骨术后需要多长时间才能愈合

应该说截骨术的效果还是不错的,当然手术效果取决于医生技术和患者的活动强度。另外应该说明的是,截骨术适用于有膝关节内翻或外翻畸形的患者。

据统计,即使在手术 10 年之后,接受截骨术的患者当中也有半数几乎没有疼痛。术前行走困难的患者在手术后有 54％恢复了行走能力。截骨术后 5 年,也有 13％的患者疼痛更为严重,需要进行关节置换术。以上的这些数据也许可以说明截骨术的效果。

术后应用石膏或外固定架固定 4～8 周以限制活动,待骨折接近临床愈合时可改用夹板固定保护。康复治疗应在手术后立即开始,拆除石膏或外固定架后,术肢可在术后 10～12 周负重,此时最好仍以夹板外固定保护。一般需要 1 年的时间膝关节才能完全适应矫正后的位置。

## 7　哪些患者适合做截骨术

截骨术适用于膝关节的软骨破坏主要限于单侧的病例,可以是内侧,也可以是外侧。

截骨术适合于治疗年轻的膝内翻或膝外翻患者.也适用于单侧破坏较为严重的骨性关节炎患者。

截骨术能够为需要全关节置换的年轻患者争取时间,或者通过转移负重面而改善活动能力。

### 8　截骨术有哪些危险

(1)骨折不愈合或畸形愈合。

(2)血凝块形成。

(3)关节内出血。

(4)关节组织的炎症,神经损伤或感染。

### 9　什么是膝关节盘状软骨

盘状软骨,也有人称之为"盘状半月板",是半月板的异常形态,半月板不是正常的半月形,而是呈盘状。实际上称之为"盘状半月板"并不合适,因为既然是盘状,就不应该叫"半月板",加之半月板是纤维软骨组织,因此正确的说法应该是"盘状软骨"。

盘状软骨比正常的半月板大而且厚,在膝关节运动时会出现一系列的不适应,出现弹跳、弹响、疼痛等症状,而且很容易受到损伤。

为什么半月板会长成盘状,目前还不太清楚,有人认为是先天性因素造成,也有人认为是在发育过程中形成的,但都认为是一种畸形,而且似乎与遗传有一定的关系。

盘状软骨以膝关节外侧为多,内侧非常少见,症状多在青少年时期出现。中国人的盘状软骨发生率比较高。

### 10　盘状软骨分哪几种类型

盘状软骨的形态多种多样,可以是盘形、蚕豆形或逗号形。目前多数医生都倾向于按盘状软骨的形态及特点将其分为三型:

(1)完全型。呈典型的盘状,厚而且坚韧。

(2)不完全型。不是典型的盘状,更像蚕豆或逗号。

(3)Wrisberg型。也叫半月板股骨韧带型,盘状软骨的后角不是附着在胫骨上,而是与增粗的Wrisberg韧带相连,像是被悬吊起来。

遇到这些情况,医生一定会给您讲解清楚的。

## 11　膝关节盘状软骨损坏可能出现哪些症状和特征

（1）弹响和弹跳。盘状软骨由于比正常半月板肥厚,在伸膝的最后30°和屈膝超过90°时,盘状软骨会卡在股关节间隙。如果继续伸直或屈曲,股骨髁需越过盘状软骨的阻挡,将盘状软骨挤向后方或前方。在这一过程中,会出现钝而强的弹响声,膝关节酸痛不适,并伴有小腿的瞬间跳动或摆动,即所谓的弹跳。

（2）膝关节疼痛不适。患者常有膝部酸软不适,或有轻中度疼痛,膝关节不稳、打软。有些患者并没有膝关节功能障碍,仅有轻度的不适感。如果盘状软骨破裂,症状就类似于半月板损伤,疼痛比较严重,关节出现肿胀,膝关节活动受限。

（3）膝关节交锁。盘状软骨的患者往往并没有真正的关节交锁,盘状软骨破裂的患者可能出现关节交锁。

（4）侧方重力试验和旋转挤压试验阳性。

## 12　膝关节盘状软骨应如何治疗

无明显症状,膝关节功能正常的患者不需要手术治疗。膝关节疼痛、弹响、功能障碍等症状明显,或是膝关节反复积液的患者,应该及早手术治疗,以避免或延缓膝关节的退行性变。

目前治疗膝关节的盘状软骨,多是在关节镜下行盘状软骨改形术,也叫半月板成形术,就是把盘状软骨修成近似正常半月板的形态。这样就改变了盘状软骨的异常解剖形态,保留了半月板的基本功能,使患者膝关节的生物力学状态接近正常,避免或延缓了膝关节的退行性变。

# 治疗手段

## 1  膝关节骨性关节炎何时应该找医生就诊

骨性关节炎患者若出现以下症状,应该到医院找专科医生就诊。

(1)关节突然出现无法解释的肿胀、发热或疼痛。

(2)关节疼痛与发热或皮疹有关。

(3)关节疼痛剧烈,不能活动。

(4)家庭治疗6周以上,但仍有轻微的症状持续存在。

(5)服用镇痛药出现了副作用。

## 2  膝关节骨性关节炎的治疗目标是什么

骨性关节炎是一种发展缓慢的疾病,目前还不能治愈,按俗话说就是"去不了根"。作为骨性关节炎患者首先要知道,骨性关节炎是一种很多人都要面对的常见病。其次,医学的发展提供了许多有效的治疗方法,病情可以得到控制,甚至会有明显的好转。虽然目前还没有能够治愈骨性关节炎的药物,也没有能阻止病情进展或逆转软骨破坏的药物,但积极的治疗能够减轻

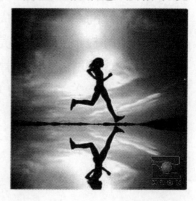

症状、缓解病情。因此骨性关节炎的治疗目标是减轻疼痛,维持或改善关节功能,防止关节强直,改善生活质量。

选择治疗方法时应该考虑:症状的严重程度,以前的治疗是否成功,关节损伤的程度,因症状造成的关节功能障碍的严重程度。对轻度至中度的骨性关节炎,家庭治疗、药物治疗和物理治疗一般都能控制症状;对严重的骨性关节炎,家庭治疗仍然是重要的,但是为了改善关节功能,防止关节功能进行性丧失,需要手术治疗。

## 3 膝关节骨性关节炎的治疗方法有哪些

### 治疗一:药物治疗

临床上治疗骨性关节炎的药物种类比较多,医生需要根据患者的情况,来选择使用哪种或者是哪几种药物进行治疗。专家说,只有合适的药物才能取得较好的治疗效果,而且也只有合适的药物才能不产生强烈的副作用,患者需要引起重视,不能私自吃药、换药。

### 治疗二:手术治疗

这也是膝关节骨性关节炎的治疗方法之一,但是因为手术是有创伤的,所以一般仅在骨性关节炎症状十分严重、药物治疗无效,而且影响患者的日常生活时才考虑手术干预。

### 治疗三:非药物治疗

这是最常见的膝关节骨性关节炎的治疗方法,也是最基本的方法,包括对患者进行健康教育、膝关节骨性关节炎患者的自我训练、减肥、有氧操、关节活动度训练、肌力训练、助行工具的使用等,通过这些非药物治疗一般可以减轻骨性关节炎患者的症状,在一定程度上可以使患者恢复正常生活和工作。

### 治疗四:中药内外合治

目前,膝关节骨性关节炎的治疗一般采用"金字塔方案",即以锻炼、减轻体重等措施为基础,疼痛明显影响生活时,口服对乙酰氨基酚、非甾体抗炎药物,急性发作时关节腔内注射皮质激素,有不可逆性功能障碍时做关节置换。

中药内外合治主要采取中药汤剂内服补肝肾,益气血,祛风除湿、温经通络;中药药液熏洗患处、中药药膏穴位敷贴,药酒外搽;针灸穴注、离子导入、推拿理疗等方法进行治疗,使药力叠加,疗效较单用内治或外治显著,早期骨关节炎患者不妨一试。

## 4　有哪些方法可以缓解关节炎的疼痛

应该清楚,没有哪种治疗方法适用于所有关节炎患者。但是医生能够制订一个综合性的治疗计划,来尽量减轻您的关节疼痛症状、改善您的关节功能,同时使您能够更好地完成功能训练。

有许多治疗措施能够在短期内控制关节疼痛,以下的一些方法对大多数关节炎患者都是有效的:

(1)热疗和冷疗。关节炎患者使用热疗还是冷疗应取决于关节炎的类型,并且应该与医生讨论后决定。

湿热敷(如湿热毛巾或热水淋浴)和干热敷(如电热垫或寒痛乐)都是有效的,用热毛巾、热水袋热敷患病关节,或是热水沐浴。每天3次,每次15～20分钟,能够缓解关节的疼痛。但有骨质疏松的患者不宜用干热敷。

冷敷,即将冰袋包裹在毛巾里外敷关节局部15分钟,同样能够减轻疼痛,对有关节急性炎症反应和关节肿胀的患者尤其适用。不过,如果你的血液循环不太好,就不能使用冷敷。

(2)短波、微波和超声波。属透热疗法,但不适合关节有急性炎症反应的患者。

(3)水疗法。水疗法能够减轻疼痛和僵硬。应该说游泳是最适合关节炎患者的运动,在水中关节无须负重,又能锻炼肌肉力量。如果有条件在热水旋涡浴中活动关节就更为理想了。

(4)放松疗法。放松疗法包括牵引和推拿按摩,能够缓解疼痛,放松肌肉,增加关节活动度。但一定要找训练有素的专科医生。

(5)经皮电神经刺激和生物反馈疗法。使用一种小型的经皮电神经刺激设备(类似于电针),将微电脉冲传递到疼痛部位皮下的神经末梢,能够缓解关节疼痛。经皮电神经刺激的作用机制在于阻止疼痛信息向大脑的传递,降低对疼痛的感知。

（6）针灸。针灸是我国传统的有效镇痛方法，目前认为针灸能够刺激深感觉神经，将生物信息传递到大脑，使大脑释放出有镇痛效果的内啡肽，从而达到镇痛的效果。指压点穴也类似于针灸，同样需要注意的是一定要找正规医院的专科医生治疗。

（7）药物。由于骨性关节炎患者仅有轻度的炎症，服用对乙酰氨基酚（扑热息痛）一类的镇痛药就可能有效。而类风湿性关节炎的关节疼痛一般是由炎症反应引起的，因此往往需要服用阿司匹林或其他非甾体消炎药物才能起效，如芬必得和扶他林等。

一些外用药和膏药也能减轻关节炎的疼痛，如扶他林乳胶剂、骨友灵、伤湿止痛膏和奇正消痛贴等。

（8）保护关节。使用夹板或支具有助于保护关节，使关节免受损害，并能使关节得到充分的休息。在关节炎发作期，尤其要注意保护关节。

## 5  骨性关节炎的药物治疗原则是什么

骨性关节炎治疗的首要目标，就是要减轻甚至解除疼痛。减轻疼痛能够改善关节功能，使骨性关节炎患者能够继续从事日常活动。药物治疗是骨性关节炎疼痛治疗的重要部分，然而尽管药物能够减轻大多数患者的疼痛，但并不能够治愈骨性关节炎，也不能降低软骨受破坏的速度。

轻度到中度的关节炎疼痛往往可以用非处方镇痛药来控制，如对乙酰氨基酚、阿司匹林或布洛芬。有些专家将对乙酰氨基酚作为首选药，因为其效果好，价格便宜，而且副作用较小。越来越多的证据表明，对乙酰氨基酚是治疗骨性关节炎轻度疼痛的最佳选择。大部分骨性关节炎患者并没有炎症，因此不需要消炎药，只有严重的病例需要作用更强的镇痛药。

中度到重度的疼痛应该由医生开处方，选用镇痛作用更强的药物。常用于口服的是非甾体消炎药，任何用于控制骨性关节炎疼痛的药物，无论是处方药还是非处方药，都应在医生的指导下服用。

患者对药物治疗的反应不尽相同，因此可以试用不同的药物，直至症状得到控制。

　　控制骨性关节炎患者疼痛的办法还有很多，在药物治疗的同时，最好能够配合功能锻炼和物理治疗，比如湿热敷、超声波、电热疗法等，都能通过改善局部血液循环，促进炎性物质吸收而减轻膝关节的疼痛不适感。

　　一些外用的膏药也能缓解疼痛，如扶正他林乳胶剂和奇正消痛贴等，一般按照说明使用即可，但若出现皮肤过敏现象，应立即停药。

### 6　注射玻璃酸钠能根治骨性关节炎吗

　　现在还流行关节腔注射玻璃酸钠的治疗方法，逐渐被广大患者所熟悉，此种疗法的目的就是给关节加些润滑油，减少关节运动时的摩擦，从而减轻疼痛。对于膝关节运动时疼痛，没有水肿积液的情况下可以注射，并且效果很好；对于膝关节疼痛，如果是关节水肿的情况就不宜注射，即使注射也没有太大效果。所以大家一定要把握好注射玻璃酸钠的适应证，它不是治疗膝关节骨性关节炎的灵丹妙药，长期应用还会产生依赖性。

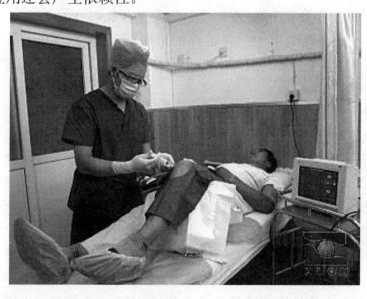

## 7 中医治疗关节炎有何特色

中医治疗关节炎的方法有很多,疗效也很好。众所周知,中医治病讲究辨证施治,对关节炎的治疗也是一样。只有辨证准确,才能有的放矢,取得预期的效果。

中医治疗关节炎的常用方法有以下几种:

(1)内服药。常用方药可分为:祛风除湿,行痹止痛类;活血化瘀,行气止痛类;温经通络,散寒止痛类;利水渗湿,健脾消肿类;补气养血,滋阴壮阳类;补肝益肾,强筋健骨类;清热凉血,泻火燥湿类;软坚散结,除湿化痰类;虫类药物。

此外,治疗关节炎的中成药种类也相当多,常用的如壮骨关节丸、追风透骨丸、益肾蠲痹丸、滑膜炎冲剂等。

(2)外用药。外用中药熏洗是中医治疗关节炎的常用方法,具有祛风通络、温经散寒、利水消肿、活血止痛等功效。常用于熏洗的药物有:伸筋草、透骨草、海桐皮、五加皮、木瓜、防己、威灵仙、牛膝、桂枝、鸡血藤、片姜黄、桑枝、艾叶、红花、川芎、路路通、刘寄奴、川乌、草乌等。

涂擦用药和贴敷膏药也是治疗关节炎的有效手段,使用比较方便,能够活血化瘀、祛风除湿、舒筋止痛。常用的涂擦用药有红花油、平乐展筋酊、正骨水等,常用的膏药有伤湿止痛膏、洛阳正骨医院的舒筋活血祛痛膏、活血接骨止痛膏等。涂擦用药若配合热敷、中药离子导入或推拿,则疗效更佳。

(3)推拿。中医在发展的过程中积累了丰富的推拿经验,形成了多种流派和有效的推拿手法。治疗关节炎常用的手法有:揉、滚、推、拿、弹拨、摇、理筋、推挤等。必须要提醒的是,推拿治疗应该由专科医生来实施,如果有出血、急性炎症、感染、恶性肿瘤等病变,应当禁止推拿。

(4)针灸。针灸能够解痉止痛、温经散寒、活血通络,也可以作为关节炎的辅助治疗措施。常用的穴位有足三里、膝眼、梁丘、血海、风市、伏兔、鹤顶、阳陵泉、髀关、承扶、阴陵泉、委中、承山、三阴交、悬钟等。

## 8　什么是关节镜？什么是膝关节镜手术

关节镜是一种特殊的内窥镜,通过关节镜可直接看到关节内的病变情况,并进行检查和手术操作。在美国,膝关节镜手术是做得最多的手术之一(仅次于白内障手术),我国尽管起步较晚,但许多有条件的医院都先后开展了这一项目,尤其是骨科力量较强的医院。关节镜手术是一种微创手术,损伤非常小。关节镜手术最常用于膝关节,用于诊断不明确或通过关节镜手术病情能够改善的病例。

膝关节镜手术就是医生先往膝关节内注入无菌生理盐水,使关节膨胀,以便于随后的观察。然后做一个很小的切口(4毫米),顺着这个切口插入一根细管,这根细管内便是关节镜的镜头。镜头插入关节后,医生便通过连接镜头的监视器(电视),来观察关节内的病变情况,进行诊断。观察清楚后,再做第二个同样大小的切口,插入一些与关节镜配套的特质手术器械,在关节镜的监视下,修剪、刨削或缝合病变组织,清除引起疼痛和炎症的滑膜、骨和软骨的碎片。

膝关节镜手术后,患者在几天内即可下地进行轻微的活动,但完全恢复需要3个月的时间。

笔者在临床工作中,经常对那些适合做膝关节镜,特别是骨性关节炎的患者打这样一个比方:关节镜手术就好比是修理自行车的车轴,得了骨性关节炎就好比是自行车的车轴受到磨损,软骨退行性变、脱落就像是车轴表面被磨得坑坑洼洼,不再像新车轴那样光滑。问题还不止于此,骨性关节炎不仅有软骨退行性变,还会有关节内的滑膜组织增生和软骨碎屑的脱落,这就像车轴里长时期沉积的油泥和滚珠碎裂后脱落的碎滚珠颗粒。有这些脏东西淤积在车轴里,自行车骑起来当然费劲。人的膝关节也是一样,增生的滑膜组织和脱落的软骨碎屑都是引发病症的因素。

关节镜手术就相当于把车轴里的油泥和碎滚轴颗粒都清理出来,而且关节镜手术最大的优点就是不切开关节,创伤小,镜下观察清楚,诊断明确,哪儿有问题就处理哪儿,诊断、治疗一次完成,恢复快、效果好。

## 9  关节镜有什么用处

关节镜既是诊断工具又是治疗工具。关节镜的使用已经有 25 年的历史,是骨科领域中发展最快的技术之一。

关节镜最常用于大的关节,特别是膝关节伤病的诊断和治疗。运用膝关节镜可进行膝关节清理术、交叉韧带重建术、游离体清除术、滑膜切除术、半月板修补术、半月板切除术、外侧支持带松解术等手术。可以说,目前大部分膝关节手术都可以在关节镜下施行,而不必像过去那样切开关节。

骨性关节炎的诊断通常并不需要关节镜,而且关节镜不能用于关节破坏严重的病例。关节镜的用途主要有:

(1)观察关节内部,进一步证实或明确诊断。

(2)用生理盐水冲洗关节,冲掉软骨、滑膜的碎屑及炎性反应物。

(3)取出小块组织用于活检,有助于明确诊断,排除其他疾病。

(4)切除炎性滑膜组织。

(5)修整、缝合半月板。

(6)修整关节软骨。

(7)摘除关节内游离体或异物。

(8)松解外侧支持带。

(9)切除滑膜皱襞。

(10)重建交叉韧带。

(11)监视并协助关节内骨折的复位及固定。

(12)用于感染性关节炎的冲洗治疗。

## 10  膝关节镜手术有什么优缺点

优点是:

(1)避免切开膝关节进行手术,创伤小,恢复快,缩短住院时间。

(2)能够及时提供诊断信息,诊断和治疗一次完成。

（3）容易获得活检标本。

（4）此切开手术的侵入性小，并发症少。

（5）效果较好，能够减轻膝关节疼痛、肿胀和僵直等症状。

缺点是：

（1）对医院的设备条件要求较高。

（2）对医生的技术水平要求较高。

（3）费用比切开手术要高。

（4）只能看到关节内部，无法观察关节周围结构。

（5）同样有感染和损伤关节的可能性。

## 11 膝关节镜手术会有风险吗

任何手术都有可能出现的危险，在膝关节镜手术中自然也有可能出现，如麻醉意外、出血和感染等。

如果术后功能康复不及时，有时也会出现关节僵硬的情况。

## 12 哪些膝关节伤病适合用膝关节镜治疗

膝关节出现以下问题较适合于关节镜治疗：

（1）半月板撕裂。

（2）轻度至中度的骨性关节炎。

（3）滑膜的炎症或损伤。

（4）髌股关节疼痛综合征（包括髌骨软骨软化）。

（5）膝关节的软骨组织损伤。

（6）交叉韧带损伤。

（7）膝关节内游离体。

（8）轻度至中度的类风湿性关节炎。

（9）滑膜皱襞综合征。

（10）化脓性关节炎。

## 13 膝关节镜手术后恢复期内应注意哪些问题

膝关节镜治疗后一般恢复得相当快,但在恢复期内应该注意以下一些问题:

(1)关节镜手术后医生会给您的膝关节绑上弹力绷带,患者不要随意解掉。

(2)手术后至少1～2天要限制活动,扶拐以避免重力和压力作用于膝关节,数周之内不要进行以往正常的活动。

(3)按照医生的要求积极进行功能锻炼。

(4)手术后1周之内膝关节可能会有疼痛和肿胀。可以在医生指导下服用药物镇痛。如果发现肿胀非常明显,说明关节内可能有出血,必须立即告诉医生。

手术后如果发现有感染的征象,如发热、膝关节皮肤发红或伤口有脓液渗出,也必须立即告诉医生。

## 14 膝关节镜适合什么人群

当药物和其他方法都不能缓解时,可求助于关节镜来清创或灌洗。关节镜既可对关节进行全面的检查,准确了解骨性关节炎的病变范围和程度;还可对关节进行清理冲洗,将软骨、半月板碎片取出,对骨刺、退行性变严重的半月板和关节软骨面、滑膜予以磨削,并反复冲洗。关节内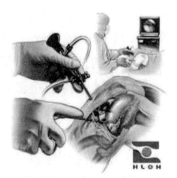软骨碎片可以刺激滑膜组织的炎症和关节积液,通过冲洗去除引起关节机械功能障碍的软骨或半月板碎片后,能立即改善功能,减轻症状,并通过改善关节内环境,阻止关节软骨的退行性变。而传统的关节切开清理术后软组织愈合和肌肉功能的恢复至少需要几周时间,有时甚至更长,而关节镜的应用显著降低了这些并发症,具有创伤小、恢复快的优点。

## 15 膝关节骨性关节炎治疗的常见误区

误区一:钙大量流失会造成骨质疏松,所以需要大量补钙

科学知识:人体骨质由 2/3 的钙和 1/3 的胶原蛋白组成,骨质疏松是由于钙和胶原蛋白长期流失造成的,单一补钙难以将钙留在骨骼中。

专家解释:骨质疏松症本质上是骨骼总量的减少,同时骨骼结构松散如蜂窝煤一般,表现为骨脆性增加,易发骨折且不易痊愈。骨质疏松与钙质大量流失有关,然而骨骼的强韧是由于胶原蛋白将钙黏附固化在骨中实现的。30 岁后,胶原蛋白的流失大于合成,使得钙无法沉积黏附而造成骨的脆性增强。另外,长期服用过量的钙,这些无法沉积在骨骼上的钙会有增加尿道结石和胆结石的危险。

误区二:膝关节骨性关节炎是血脉不通导致的,中药治疗活血化瘀效果好

科学知识:膝关节骨性关节炎的病因是胶原蛋白和氨基葡萄糖流失,关节软骨磨损退化。

专家解释:膝关节骨性关节炎又称骨关节慢性退行性变。软骨是富含水分的组织,除去水分外,胶原蛋白占 59%,蛋白多糖占 31%,剩下 10% 是软骨细胞等。胶原蛋白如一条条网,蛋白多糖则是具有弹性的球体黏合于网中。胶原蛋白流失,该网状结构就会松弛,软骨这个关节保护垫被长年磨损变薄,失去弹性,以致关节上下骨端直接发生摩擦,进而产生关节疼痛、肿胀、变形等一系列病理变化。

除施行手术外,修复关节软骨是从根本上针对关节病的唯一正确方法,而传统中药对这种属于骨外科的疾病作用不明显。

误区三:治疗膝关节骨性关节炎疾病,快速起效的就是好产品

科学知识:据国际骨病协会公布的药物分类标准,真正能治病的产品又称作慢作用药物,而快作用药物却是治标不治本,而且还有副作用。

专家解释:膝关节骨性关节炎是真正的慢性退行性变,发展过程缓慢,少则 5 年,多则十几年才能发展到影响患者生活的程度。因

此,要想真正"对病根治疗",就绝不可能是一个快速的过程。如骨关节疼痛,所有"快速起效"、"快速止痛"的药所许诺的"几分钟止痛"、"3～7天显效",只能说明里面的"止痛药"在起作用,如果该药打着"中药"的招牌,而非法掺入"止痛药"成分,就更不可靠了。

## 16  什么是骨性关节炎的基因疗法

目前,一些科学家正在试验一种基因疗法,即注射从滑液中提取的细胞,这些细胞室能够阻止引起软骨裂解的免疫因子。

研究发现一种称为转移生长因子 β 的免疫系统蛋白质有可能修复膝骨关节炎造成的软骨损害。在基因疗法的试验中,研究者将特制的转移生长因子 βDNA 注射到关节炎大鼠的腹部而不是病变的关节,这种 DNA 能通过血流运至病变关节,消除炎症和软骨裂解。这种方式对膝骨关节炎的任何一个阶段都是有益的。

但这种方法仅在一些动物试验中获得成功,要进入临床尚待时日。

## 17  膝关节骨性关节炎是否需要手术

许多不同的手术方法对解除疼痛和改善关节功能都是有效的,手术治疗也是一种选择,应该根据患者的病情和条件,仔细考虑后再做决定,手术治疗有一定的风险,故并不适合体质较弱的患者或患有其他疾病的患者。

只有那些用药物或其他治疗方法不能解除疼痛和活动问题的患者才需要考虑手术治疗。一些手术方法,如关节镜手术、截骨术、关节清理术、软骨形成术等,能够缓解症状、改善关节功能,推迟人工关节置换术的时间。但手术治疗应该作为骨性关节炎患者最后的选择,作为医生最后的治疗措施,是"不得已而为之"。

即使是手术治疗,仍需要长期的康复治疗过程。人工关节置换术可维持10～20年,如果植入的人工关节磨损较重,往往还需要进行翻修手术。

## 18　什么是人工关节置换术

顾名思义,人工关节置换术是用人工关节替换病变的关节。目前全世界每年要施行上百万例人工关节置换术。其中人工膝关节置换术位居第二,仅次于人工髋关节置换术。现在技术进步了,已经出现了指间关节置换关节,常用于类风湿性关节炎、外伤造成的手指残废等情况。

人工关节置换术的主要目的是解除疼痛,提供一个活动良好而又稳定的关节,同时可矫正畸形。随着材料科学和假体设计的不断进步,人工关节置换术近年来也获得了长足的发展,应用越来越广泛。

然而,一旦人工关节置换术失败,处理起来相当麻烦,因此,人工关节置换术应该作为最后的选择。

## 19　什么是人工膝关节置换术

人工膝关节置换术也叫作全膝关节置换术或者膝关节成形术,就是由金属和塑料制成的人工关节面替换已经损坏了的膝关节的关节面。在过去的 25 年当中,人工膝关节置换取得的成就极大地改善了外科治疗的效果,人工膝关节置换目前已成为一种越来越常见的治疗手段。

我们往往受传统思想的影响,认为一切都是“原装”的好,好多人膝关节到了无法医治的地步,宁可忍受巨大的疼痛,也不愿意进行关节置换。在欧洲,人们观念与我们不同,很多膝关节不好的老年人都早早进行了膝关节置换。

## 20　人工膝关节有几种类型？各有何特点？如何解释

用于置换的人工膝关节主要有两种类型:骨水泥固定型假体和非骨水泥固定型假体。这两种类型的人工膝关节应用都很广泛,还有许多两种类型假体联合使用的病例。假体的髌骨部分一般都用骨水泥安装。

每个人工膝关节都有三个部分组成：即替代胫骨上端的胫骨假体（基地部分），代替股骨两科的股骨假体（顶端部分）以及代替髌骨软骨面的髌骨假体（髌骨部分）。股骨假体由金属制成。胫骨假体通常由两部分组成：一个直接附着于骨的金属盘和一个提供负重面的塑料垫。这种塑料非常坚硬而且非常光滑。

骨水泥固定型假体安装时需要用骨水泥（一种环氧树脂胶）将金属牢固地附着于骨。而非骨水泥固定型假体表面有许多网状的小眼，骨组织能够长入网状小眼，使假体与骨紧密结合。

选择骨水泥固定型假体还是非骨水泥固定型假体通常由医生决定，往往取决于患者的年龄、生活方式以及医生的经验。目前国内的医生大多都使用骨水泥固定型假体。

## 21 全膝盖关节置换的手术过程大概是怎样的

手术在连续硬膜外麻醉或全身麻醉下施行。

手术医生在患膝正前面做一切口，分开膝盖关节周围的肌肉和韧带暴露关节囊，切开关节囊暴露膝关节内侧，牵开髌骨，削平股骨下端和胫骨上端，有时还要切除髌骨的后面，使其与假体相匹配，然后将人工假体装配到这些地方。人工假体的股骨下端部分是金属外壳，胫骨上端的假体由金属和塑料制成，而髌骨假体是塑料的。有时还需要在假体和骨之间填充骨水泥，加强假体和骨之间的固定，以增加假体的稳定性。

手术结束后医生会用大块的敷料包扎膝关节，并留置一根小的引流管以排出关节内的积血和积液。

回到病房后，会将您的腿放在一种持续的被动活动的装置（CPM机）上，进行持续的被动的伸屈活动，伸屈活动的角度将随着您的忍受程度而增加。CPM装置有助于迅速恢复关节活动度，减轻手术后的疼痛和出血，防止粘连，降低感染的可能性。

手术后您会经历术后的疼痛，然而，麻醉师会给您一个由您自己控制的止痛泵,通过硬膜外的止痛剂来控制术后头 3 天的疼痛。疼痛会逐渐减轻,3 天之后,口服镇痛药物便足以控制疼痛。

医生会鼓励您手术后早起进行活动,手术后第一天即可离床坐到椅子上,在床上则应经常屈伸踝关节,防止血栓形成。

### 22 全膝关节置换术的效果如何

人们常说,假的不如"原装的",的确如此。因此首先应该说明,人工膝关节并不是"原装的"膝关节,当然也就比不上正常的膝关节。而且人工膝关节置换是一种选择性手术,医生可以建议您,决定权在您手中。但膝关节置换术的效果很好,能够解除疼痛,显著改善您的生活质量,并能够维持 10～20 年的时间。

行膝关节置换术后,大部分患者解除或减轻疼痛,能够更加轻松地完成许多日常活动,80％以上的患者能够较为自如地行走。当然,必须避免超过人工膝关节承受能力的活动。另外,原来膝关节僵硬的患者在全膝关节置换术后,有 90％都能获得更好的膝关节活动度。

统计数据表明,术后 10 年,95％的患者仍然对手术效果满意。术后 15 年仍有 90％以上的患者表示满意。他们没有膝关节的疼痛,日常活动也没有因为膝关节的问题而受到限制。虽然膝关节活动度难以恢复到正常水平,但可以允许长时间站立和行走,而且没有疼痛。术后还可以继续打高尔夫球,骑自行车,游泳或是跳舞(当然不是迪斯科)。换了人工膝关节后,您可能感觉很好,但应该忠告您放弃跑步、网球运动及深蹲等一切对膝关节要求较高的动作。

年轻的患者如果术后活动较多,人工关节部件磨损或松动,最终可能需要二次手术进行翻修。如果您的年龄在 60 岁以上,体重没有超重,不从事体力劳动,也不参加对膝关节要求较高的体育运动,人工关节一般不需要翻修。

### 23 人工膝关节能够使用多长时间

85％～90％的全膝关节置换能够成功地维持 10 年以上。以后的主要问题是人工假体的松动,这是骨水泥碎裂(就像老房子砖块间的石灰一样)或是骨溶解(再吸收)的结果。10 年后,25％的全膝关节置换后的患者 X 线片上可能有松动的迹象,有 10％的患者会有疼痛并需要行翻修术。

假体松动的一部分原因与患者的体重及活动量有关,正因为如此,全膝关节置换不大适用于肥胖或年轻的患者。即使是假体松动,出现疼痛,通常需要但并不总是需要再次手术。因为二次手术(翻修术)的效果往往不如第一次手术后理想,而且出现并发症的可能性也大一些。

## 24 哪些患者适合做人工膝关节置换术

全膝关节置换术通常适用于 60 岁以上的严重关节炎患者,迫不得已时也用于年轻人。

人工关节置换术不仅适用于骨性关节炎,也可用于创伤性关节炎、类风湿性关节炎及其他非化脓性关节病变,但并非每个患者都适合做这种手术。一般情况下,60 岁以上,膝关节疼痛,关节功能障碍较为严重,用药物和其他方法治疗效果不佳的患者,可以考虑膝关节置换术。

每位患者的具体病情不同,但有以下情况的患者,可以考虑做全膝关节置换:

(1)膝关节骨性关节炎或其他关节炎。

(2)膝关节疼痛,保守治疗半年以上效果不佳。

(3)膝关节每天都有疼痛,不仅影响工作,而且妨碍日常活动,如爬楼梯、下车时膝关节疼痛。因膝关节疼痛,步行不能超过 200 米,夜间不能入睡。

(4)因关节炎而影响了膝关节的功能,膝关节有明显的僵硬感。

(5)膝关节有明显的不稳定感(打软腿)。

(6)膝关节有明显的畸形("罗圈腿"或"K"形腿)

(7)某些严重的膝关节骨折,无法复位和固定。

(8)膝关节肿瘤。

(9)膝关节假体松动。

## 25 哪些患者不适合做人工膝关节置换术

(1)全身健康状况不佳、体质虚弱的患者。

(2)膝关节有活动性感染者。有任何感染的患者在术前必须先治疗感染。

(3)膝关节周围皮肤较差者。

(4)股四头麻痹或瘫痪者。

(5)膝关节周围有严重的周围血管疾病或神经疾病者。

(6)严重的骨质疏松患者。

(7)有严重的心理功能障碍、情感或精神障碍者。

(8)体重严重超重或病态肥胖症者。体重超重的患者也会因为膝关节负担过重而将人工关节磨坏。

(9)过于年轻的患者或活动较多的患者。这些患者更容易磨坏人工关节。

(10)对人工关节期望值过高的患者。比如有的患者希望术后还能从事跑步、滑冰等活动。要知道人工关节可允许患者在无痛的状态下进行普通的日常活动,但无论如何也达不到正常膝关节的功能水平。

(11)临终疾病(肿瘤转移)患者。

## 26 人工膝关节置换术后可能出现哪些并发症?如何预防或处理

所有的外科手术都有可能出现并发症,人工膝关节置换也不例外。膝关节置换术后最常见的并发症有血栓性静脉炎、感染、关节强直和假体松动。其他并发症还包括伤口愈合不良、关节不稳定、骨折、髌韧带断裂、腓总神经损伤、假体磨损变形、断裂等。不过,近年来随着假体材料和设计的改进,手术技术的不断提高,这些并发症已经不太常见了。

如果需要二次手术返修人工关节,由于骨组织切除更多,失血更多,手术时间更长,患者年龄更大,体质更为虚弱,出现并发症的可能性也就越大。

(1)伤口或关节内感染。感染比较少见,但感染是人工关节置换术后一种非常严重的并发症。国外统计膝关节置换术后的感染率约为1%。

一般情况下,任何手术之后,那些身体有其他疾病,如糖尿病、类风湿性关节炎、慢性肝脏疾病,或者皮质类药物的患者,术后感染的危险性较高。某些感染很早,甚至出院之前即可出现。而其他一些感染可能在手术后数月,甚至数年之后才会出现。感染可以从其他感染发生的区域扩散至人工关节,引起严重的后果。因此,手术之前医生可能会要求患者必须服用抗生素,以降低细菌扩散至关节的危险性,预防术后感染。即使是牙科的问题,也应该在术前及时解决,否则细菌可能侵入血流并导致人工关节周围区域发生感染。施行过人工关节置换术的患者也须注意,如果需要接受牙科的侵入性治疗,术前也需服用抗生素。

伤口的感染通常用抗生素治疗即可,而关节内深部的感染需要手术治疗。某些病例甚至需要将人工关节取出,治疗感染,然后再重新植入一个新的假肢。

(2)血栓性静脉炎。血栓性静脉炎,有时也称为深静脉血栓形成(DVT),可发生于任何手术后,但更多地发生髋关节,骨盆或膝关节手术后。当下肢大静脉内形成血凝块时,就会发生深静脉血栓形成,引起下肢肿胀、皮温升高和疼痛。如果这些静脉内的血凝块碎裂脱落,随血液循环到达肺部,沉积在肺部的毛细血管内,并阻断肺部的部分血液供应,那将非常危险,甚至会危及生命,这也称为肺血栓。

一般只有不到5%的人会形成静脉血栓,但多见于老年人、体重超重者、以前就有静脉血栓的人以及癌症患者。膝关节置换术后下肢静脉内可能会形成血凝块,但中国人的发病率似乎比外国人要低。

大多数医生都会认真地预防深静脉血栓形成,也有很多方法能够降低深静脉血栓形成的危险性,但也许最为有效的就是尽可能地早期活动。最常用的预防性措施有:穿弹力长袜保持下肢的血液流动,服用稀释血液及防治血凝块形成的药物,如华法林、阿司匹林或低分子肝素。

使用抗凝药物是预防血栓形成的有效方法。目前常用华法林或低分子肝素(如依诺肝素)来预防这一并发症。低分子肝素预防深静脉血栓形成更为有效,但引发出血的危险性要高于华法林,而另一种抗凝药物水蛭素预防血栓形成的效果可能比低分子肝素更好。

(3)神经损伤。神经损伤非常少见。手术部位附近的神经可能会受到损伤,但在膝关节置换术的患者当中发生率不到1%。

如果手术还需矫正膝关节的畸形,神经损伤的可能性会大一些,不过仍然非常少见。

神经损伤可引起麻醉感、麻木感,或影响肌肉活动。这种损伤通常可随着时间的推移而逐渐好转,有些病例甚至能够完全恢复。

(4)伤口愈合不良。伤口愈合不良较多地见于服用皮质类药物的患者,或患有免疫系统疾病如类风湿性关节炎和糖尿病的患者。

(5)普通的麻醉风险。对那些近期有过心脏病发作以及患有慢性肺、肝、肾或心脏疾病的患者来说,任何手术都是有风险的。

(6)术后死亡。膝关节置换术后的死亡率非常低,远不到1%,大部分死亡病例都是那些患有其他疾病如心脏病或肺病的患者。

(7)关节活动度不佳。膝关节置换术后韧带和软组织的平衡是恢复足够的关节活动范围最为重要的决定性因素,但有时手术后瘢痕增生可逐渐引起膝关节强直。其实,手术后您的膝关节能弯到多少度,在很大程度上取决于手术前能弯到多少度。

一般来说,要想能够顺利地完成日常的活动,膝关节必须至少弯到90°,理想的活动度应该超过110°。目前,许多医生都在人工膝关节置换术后立即使用CPM机,以增加关节的活动范围,其他的医生则相信术后立即开始功能锻炼能够恢复关节的活动度。目前还不清楚哪种方法最好,上述两种方法各有所长,也各有所短,通常需要医生依据经验和偏爱进行选择。

部分患者人工膝关节置换术后,屈膝功能达不到满意的程度,即使进行了数周的康复训练,部分患者的屈膝角度,离他们日常生活所要求的屈膝角度,仍然差很远。如果出现这种情况,医生会给您服药或做按摩，以放松关节周围的肌肉，加大关节活动度。医生还可能用松动术，即麻醉下完全用手法推压，在患者无痛的状态下牵拉撕开瘢痕组织，松解粘连，恢复膝关节的活动度，目的是不损伤关节而增加膝关节的活动度。

（8）髌骨脱位。这是一种膝关节置换术后不太常见的并发症，如果出现这种情况，髌骨可跑到膝关节的一侧，当您屈膝时会发生响声。这种情况下不会疼痛，但会觉得膝关节不稳定，而且不舒服。

髌骨脱位会妨碍股四头肌的活动，通常需要手术治疗。如果脱位是由于力线或人工关节构件的问题所引起，手术就需要重做。

（9）髌骨骨折。髌骨骨折可因跌倒而发生，甚至正常使用膝关节时也会发生。但这种并发症极其少见，可见于那些几乎能正常屈膝，能轻松地爬楼梯和从椅子上站起来的患者。

这种髌骨骨折通常不需要手术治疗。

（10）膝关节不稳定。如果人工关节的部件装配不合适，膝关节可能会不稳定或打晃。需要两次手术将人工关节部件组装配合，使膝关节稳定。

（11）假体松动。人工关节最终失败的主要原因就是金属假体或骨水泥与骨之间出现松动。目前在延长人工关节使用寿命方面已经取得了巨大的成就，但大多数最终可能发生松动并需要进行翻修术。人工膝关节置换后可使用 10～20 年，但部分患者在此之前即可出现假体松动，引起疼痛。一旦疼痛难以忍受，就需要做翻修术。

（12）其他症状。有些研究报告说假体装置长期使用后会释放出游离的颗粒，在少数患者体内这些颗粒激发一种自身免疫反应，可能会有体重减轻和疲劳等无法解释的症状。

## 27　全膝关节置换术后功能锻炼应该达到什么样的目标和效果

康复训练的目标是恢复膝关节的强度、平衡感、耐力和功能性活动。膝关节置换术后，要求膝关节至少能够屈曲 90°，这是您进行日常活动所需要的屈曲度数，比如走路、坐下和站起、上下汽车、坐马桶、爬楼梯等动作，膝关节应弯到 90°才能完成。大多数患者手术后通过功能锻炼，屈膝都能超过 90°。当然，影响手术后膝关节屈曲度的另一个因素，就是手术前您的膝关节能弯到多大角度。

对膝关节置换的患者来说，术后的康复过程是异常艰苦的，个人的具体情况不尽相同，功能锻炼的效果自然也不会完全一样。但只要在医生的指导下积极进行功能锻炼，努力总会有回报的。

一般来说，功能锻炼的目的和结果应该是：

（1）能够独立地下床。

（2）能够独立地使用拐杖或步行器在平地上行走。

（3）能够独立地上、下三层楼。

（4）能够独立地在家中进行功能锻炼。

（5）能主动屈膝至 90°。

（6）能将您的膝关节伸直。

## 28 人工置换膝关节术后患者住院期间如何进行功能锻炼

人工膝关节置换术后患者仍在住院期间，医生会指导患者进行功能锻炼。

首先是锻炼膝关节的活动范围，有助于恢复膝关节的屈曲和伸直。物理治疗（如 CPM）能帮助您进行屈膝练习，如果使用 CPM 装置（关节持续被动活动器），每次都应该调好位置、力线和屈伸角度。

同样重要的是力量练习，即练习直腿抬高以增强股四头肌肌力，通常术后几天之内就可以练习以增强膝关节周围肌肉的力量。在有条件的地方，医生会让您骑固定式自行车，以增强您腿部的肌肉力量和屈膝功能。

大部分行全膝关节置换术的患者在术后 2～3 周就可以借助拐杖或助步器开始练习行走，如果能够忍受疼痛，还可以试着用膝关节负重，但要在医生允许的范围内练习负重。晚上睡觉时可以戴上膝关节支具，这样会舒服一点，并有助于使您的膝关节伸直。

当膝关节较为稳定后，可以使用拐杖或助步器进行短时间的户外活动。如果您能够安全地上下床、上厕所，用拐杖或助步器能连续行走 200 米，能上下楼梯，您就可以出院了。

## 29　人工膝关节置换术后的患者出院后如何进行康复训练

　　人工膝关节置换术后的患者,出院之后,除了定期复查之外,还应该继续坚持家庭治疗和康复训练。家庭治疗有很多种方式,如热敷、冰敷、电刺激等,都有助于减轻术后的肿胀和疼痛。

　　必须强调,在康复过程当中,应坚持使用拐杖或助步器。如果给您用的是骨水泥固定型假体,您可以逐步增加术肢的负重量,直至可以承受的量为止。如果给您使用的是非骨水泥固定型假体,术后只能先用脚尖负重5～6周,直至在医生的指导下逐渐增加负重量。

　　坚持练习关节活动范围有助于完全恢复膝关节的屈伸活动。增强膝关节强度需要练习的肌肉包括臀部、髋部、大腿和小腿的肌群。

　　当您能够安全地将所有的重量都作用于术肢时,就需要进行几种平衡练习,以进一步稳定并控制膝关节。耐力可以通过骑固定式自行车和游泳来获得。

　　总之,积极的功能锻炼能够改善日常活动,如上下楼、蹲起、抬腿和屈膝等,还可以根据患者个人的工作需要和爱好选择一些特殊的康复训练。

## 30　什么是膝关节骨性关节炎的行为认知疗法

　　活动受限严重影响了骨性关节炎患者的生活方式,有时甚至连走路这样简单的活动也会觉得非常困难。身体的不便往往会影响情绪,患者会感到抑郁、沮丧,甚至会影响自尊心。而且由于骨性关节炎是逐渐进展的,关节疼痛和僵硬会随着时间的延长而加重,加之大部分患者的医学知识有限,因此患者需要适当的教育和支持。使患者了解自己所患的疾病,医生给予患者情绪上的支持与临床治疗同等重要,这能够培养患者积极的心态,从容应对疾病,对配合治疗也十分有益。

　　有人提出认知行为疗法结合功能锻炼,能够有效地缓解骨性关节炎的慢性疼痛。该方法治疗疼痛的主要目的是改变自己已经形成的被疼痛扭曲的感觉。通过做具体的工作和自我观察，你会逐渐改变对疼痛无能为力的固定感受，认为疼痛只不过是一种负面体验，是许多体验中的一种，而且与正面体验一样是可以控制的。这其实是一种自我心理暗示，面对疼痛，您应保持积极的心态。

## 31  膝关节骨性关节炎常用的药物有哪些

用于膝关节骨性关节炎的治疗药物主要有非甾体消炎药、镇痛药和中成药等。

（1）中成药。中成药的主要作用是活血化瘀，但理论上，中草药并无消炎作用。如果是外用的油剂、擦剂、伤膏药，在使用时常易弄脏衣服、引起皮肤过敏，药物的渗透力也会受到一定的限制。

（2）镇痛药。

（3）非甾体消炎药。由于病患部位有炎性反应，单纯的镇痛药并不能解除炎性症状，因此，治疗骨性关节炎的首选药物是非甾体消炎药，它具有快速镇痛、消肿和消炎的作用。

（4）口服非甾体消炎药。如阿司匹林、布洛芬等，这类口服药物有个共同的缺点，就是或多或少都存在胃肠道副作用，个别情况下，甚至可引起上消化道溃疡和出血。

（5）外用非甾体消炎药。如扶他林乳胶剂，具有很强的镇痛、消肿、消炎和抗风湿功能。

## 32  常用镇痛药非甾体消炎药有哪些副作用

非甾体消炎药，即我们常说的镇痛药物，包括常用的阿司匹林和布洛芬（芬必得）等用于减轻疼痛和炎症反应的药物。

长期服用，所有的非甾体消炎药都会引起胃黏膜损伤，引发溃疡和胃肠道出血，对老年人比较危险，而对不吸烟的年轻患者相对较为适合。出血和溃疡可以在任何时候发生，无论有没有症状。出血的危险性时刻伴随着服药的患者，甚至停药1年后也有可能出现。因此，除非有医生的直接指导，不要把非甾体消炎药当作可以长期服用的镇痛药物。

此外非甾体消炎药还会降低凝血作用,因此手术患者在手术前1周即应停服此药。

服用非甾体消炎药的其他副作用包括头晕、耳鸣、头痛、皮疹和精神抑郁。

## 33 如何预防非甾体消炎药药物的副作用

首先要尽可能避免长期服用非甾体消炎药药物,不能把它当成止痛片,一定要在医生的监控和指导下服用。

在吃饭时服用非甾体消炎药药物,尽管会减慢镇痛效果,但也能减轻胃部不适。

在服用非甾体消炎药药物的同时服用奥美拉唑,既可使溃疡愈合,又有助于预防非甾体消炎药引发的溃疡。

米索前列醇(喜克溃)也是一种常用于预防非甾体消炎药诱发溃疡的药物,单独应用即可有效地预防溃疡和其他严重的胃肠道副作用。有一项研究表明服用双氯酸芬钠时联合应用米索前列醇的患者胃溃疡的可能性比单独使用非甾体消炎药的患者要低65%～80%。然而,米索前列醇也有其自身的副作用,如腹泻、痛性痉挛和胀气等。抗酸剂、硫糖,或H2受体阻滞剂如雷尼替丁、泰胃美、法莫替丁、雷尼替丁等,能够减轻胀气所引起的症状,但不能预防非甾体消炎药引发的溃疡。

## 34 骨性关节炎患者如何正确使用热疗法和冷疗法

对于那些中度到重度疼痛的骨性关节炎患者来说,可以在疼痛关节的局部试着使用热敷和冷敷来缓解疼痛。

提到热敷,我们不主张干烤,即用频谱仪等热疗仪器直接照射患部,最好用湿热敷,特别是骨质疏松的患者,应禁止干烤,否则会加重骨质疏松。热敷的正确方法是用热毛巾、热水袋或致热包热敷关节局部,每天2～3次,每次20～30分钟。热敷对静止状态下的关节疼痛和僵硬较为有效。热敷配合水疗效果也比较好,如热水浴、温泉浴或旋涡浴都能缓解疼痛。

冷敷对疼痛伴有肿胀或运动后的疼痛效果较好,用冰袋对疼痛的关节进行冷敷,不要将冰袋直接贴在裸露的皮肤上,应该在皮肤和冰袋之间垫一块薄毛巾,每天 2~3 次,每次 10~20 分钟。

患者也可以将热敷和冷敷交替进行,摸索规律,选择适合自己的方法。另外,热敷或冷敷之后,轻轻地按摩局部,可放松肌肉,减轻疼痛。

骨性关节炎的主要问题是关节内骨表面的关节软骨这一光滑的保护面缺失,导致骨与骨之间发生摩擦。但关节软骨的缺失并非完全是磨损造成的,骨性关节炎可以没有外伤史,膝关节可以没有受到磨损,反而是部分患者的遗传倾向增加了他们患骨性关节炎的机会。

## 35　怎样才能长期控制关节炎的疼痛

骨性关节炎和类风湿性关节炎都是可能持续终生的慢性疾病。学会如何长期缓解疼痛对控制病情和保证生活质量都是非常重要的。以下的一些方法能够使疼痛在较长的时期内得到缓解:

(1)药物治疗。

①美国老年病学会最近提出了治疗老年患者慢性疼痛的指导方针。他们推荐患者对轻度到中度的疼痛首先使用对乙酰氨基酚(扑热息痛)。许多人用非甾体消炎药物如阿司匹林和布洛芬来控制轻度到中度疼痛,但该指导方针警告说,使用该类药物可引起严重的副作用——胃肠道出血。

②抗风湿类药物。用于治疗服用非甾体消炎药无效的类风湿性关节炎,抗风湿类药物包括羟氯喹、青霉胺和金制剂。这类药物能够纠正类风湿性关节炎一类疾病的免疫系统反应的异常,但应在医生的指导下服用,以避免副作用。

③皮质类固醇。是一类治疗关节炎非常有效的激素,有口服的,也有注射的。泼尼松是最常用的口服皮质类固醇,能够减轻类风湿性关节炎的炎症反应。对类风湿性关节炎和骨性关节炎的患者,医

生有时候也会将皮质类固醇注射到患病的关节内来控制疼痛和炎症反应,目前较常用的是曲安缩松(康宁克通－A)和曲安奈德。但经常注射这类药物会引起软骨的损害,因此一年当中只能注射 1～2 次,一般不超过 3 次。

(2)减轻体重。

体重超重会使膝关节这样的负重关节承受过大的压力。研究表明肥胖妇女如果减肥,能够缓解膝关节骨性关节炎的病情发展。此外,如果一侧膝关节患有骨性关节炎,减肥也能降低另一侧膝关节发病的可能性。

(3)功能锻炼。

游泳、散步、压腿、低强度的健身操,以及关节活动度锻炼也能减轻关节疼痛和关节僵硬,功能锻炼应该在医生的指导下进行。

(4)手术治疗。

有一部分关节炎患者需要选择性地手术治疗。医生会根据具体的病情选择手术方法,如清除患病关节的增生滑膜和软骨碎屑(关节镜下关节清理术),重建关节力线(截骨术),对病情严重的患者采用人工关节置换等。全膝关节置换不仅能够解除关节疼痛,而且还能改善大多数患者的关节活动度,提高生活质量。

## 36  治疗关节僵硬的热疗法有哪些

对一些关节僵硬的患者进行热疗是有效的,常用的热疗方法有以下几种:

(1)长时间坐着或晨起后,将沐浴器对准患病关节,热水冲洗,有助于迅速缓解僵硬。

(2)蜡浴浸泡僵硬和疼痛的关节能够改善症状。

(3)睡觉时加热电热毯,有助于减轻起床后的关节僵硬。

## 37  护髌松筋手法治疗中老年膝关节骨性关节炎

护髌松筋手法为平乐郭氏正骨祖传治疗膝关节痛的推拿手法,

倡导"筋为骨用"的理念,主要采用揉法拿法松解股四头肌、阔筋膜张肌、股内收肌、胫前肌,重点疏通足阳明胃经、足太阴脾经在下肢的循行区域,点按梁丘、血海、足三里、阳陵泉、内外膝眼、委中穴,具有改善膝关节周围肌肉的血液循环,疏通关节周围经络的功效,从而恢复关节功能。在治疗中充分考虑到保护髌股关节和松解膝关节周围软组织的重要性,松解周围肌肉,改善膝关节血液循环,吸收局部炎症,对膝关节的自身修复具有关键的作用,同时在治疗中要注意保护髌骨,注重松解膝关节周围软组织,避免治疗中进一步对关节造成新的损伤。

护髌松筋手法:

(1)患者取仰卧位,膝下垫薄枕使膝关节略屈曲,用揉法、拿法于胫前肌、股四头肌,侧重于膝髌上缘,用揉法、按法及弹拨法交替于关节间隙、内外侧副韧带及髌韧带体表投影区,重点在鹤顶、内膝眼、外膝眼、伏兔、阳陵泉、梁丘、血海等穴位。

(2)患者取俯卧位,用按法、点法等作用在腓肠肌、股二头肌体表投影区,并弹拨腘窝处的肌腱,点按委中、阴谷、委阳等穴位,并最大限度地屈伸膝关节5次。

(3)点按双膝眼,术者用双手拇指点按双膝眼30秒,休息1分钟后再次点按双膝眼,反复3~5次,点按力度逐渐加大,以上手法均以患者能耐受为度。特别要注意的是在整个治疗过程中,双手在轮换交替治疗时,空闲的手一定用掌心覆盖在髌骨上,防止在松解膝关节周围肌肉时引起髌骨反复的位移摩擦,此为护髌松筋手法的关键所在。

一般要配合以下综合疗法:

(1)下肢牵引:一般设定将牵引带捆绑于患侧下肢小腿部,牵引重量为6~7千克,40分钟1次,每日2次。

(2)中药熏洗:用平乐郭氏正骨家传中药熏洗方(海桐皮30克、透骨草30克、伸筋草30克、醋延胡索15克、威灵仙30克、制乳香30克、制没药30克、桃仁12克、红花10克、川椒10克、白芷10克、防风10克、苦参30克、甘草10克等),一般熏洗以患者耐受为度,一般是60℃,每日2次,一次30分钟。

（3）刃针疗法：刃针治疗主要松解髌骨周围粘连组织，进一步改善髌骨活动幅度，从而改善膝关节功能，调节膝关节局部血液循环，从而减轻局部炎症，促进细胞的新陈代谢以降低周围软组织的通透性，重建关节周围的应力平衡，从而消除关节疼痛症状。

（4）药物口服：筋骨痛消丸，疼痛严重者加芬必得、扶他林。

（5）功能锻炼做股四头肌等长或等张锻炼；或者俯卧位下膝关节屈膝功能锻炼。比传统推拿手法加综合疗法疗效提高 15％左右，治愈效果达到 90％左右。

# 功能康复和锻炼

## 1 为什么要强调康复训练的重要性

对膝关节损伤的患者来说,康复训练能够增强肌肉力量、减少疼痛、改善关节活动度。有些膝关节损伤仅靠康复训练即可完全恢复,即使接受了手术治疗,康复训练也仍然是整个治疗过程中极为重要的一部分。甚至可以说,手术治疗的效果在很大程度上还取决于康复训练的情况。

康复训练的目的是恢复膝关节的活动范围、增强膝关节周围肌肉的力量、增强膝关节的稳定性,尽量使患者恢复受伤之前的活动能力。有些患者开始不愿接受手术治疗,但到后来因病情需要而不得不进行手术,无论是否经过手术治疗,康复训练都是一个长期而艰苦的过程。即使是选择手术治疗,也应该在手术前就开始进行康复训练,对于手术后的恢复是极为有利的。

## 2 关节疼痛的时候进行功能锻炼,疼痛会减轻还是会加重

关节炎患者往往都有关节疼痛情况,如果进行功能锻炼,关节疼痛会减轻还是会加重呢？这取决于关节疼痛的类型。例如,如果一整夜都没有活动,关节却出现疼痛,那么进行一些轻柔的关节活动度的锻炼有助于放松并减轻关节的疼痛。

### 3 为什么功能锻炼之后关节会疼一会儿？如何预防

功能锻炼之后，如果关节疼痛持续 2 个小时以上，说明您可能锻炼过度了；如果功能锻炼之后关节疼痛持续 30 分钟，就不算过度。要知道功能锻炼之后的关节疼痛是一种正常的反应，功能锻炼的效果是长期的。如果功能锻炼之后，关节疼痛持续 30 分钟便消失，就说明您做得很好。功能锻炼之后的关节疼痛可以通过冰敷和药物来控制，但最好的办法就是功能锻炼之前半小时热敷膝关节，口服镇痛药，功能锻炼之后冰敷膝关节。

### 4 功能锻炼对膝关节伤病患者有什么好处

功能锻炼能够增强肌肉力量、提高机体的耐力、改善关节活动、控制体重、缓解心理压力，使自我感觉良好、关节疼痛减轻，精力充沛，精神焕发。

功能锻炼的方式多种多样，要选择适合自己的功能锻炼，但这种选择应该与医生进行讨论后决定。制订合适的功能锻炼计划之后，还应该坚持不懈。

### 5 增强肌肉力量的功能锻炼有哪几种

增强关节周围肌肉的力量能够减轻关节的紧张程度，预防关节的损伤。增强肌肉力量有两种主要的锻炼方式：

（1）等长运动。所谓等长运动，就是绷紧肌肉但并不活动或拉近关节。例如绷紧您腿上的肌肉，或者两手掌相对，用力互相推，通俗点说就是自己跟自己较劲。

等长运动的最佳频率是每周 2～3 次，每次 10～20 分钟，中等强度。

（2）等张运动。等张运动就是绷紧肌肉带动关节活动，比如坐在一把椅子上，抬腿并伸直膝关节。抗等张运动是指在施加对抗阻力时伸直膝关节,比如压住小腿时伸直膝关节。抗等张运动最好在健身房练习,可以选择对抗阻力的大小,逐渐增强肌肉的力量。

## 6　什么是耐力（有氧）练习

耐力练习不仅适合于肌肉,对整个身体都有好处,尤其是心肺功能。提高耐力和身体机能的锻炼也叫有氧运动,包括骑自行车、散步和游泳等。之所以用"有氧"这个词是因为长期的肌肉耐力需要血液提供氧,因此增强耐力的方式就是提高身体的耗氧量。无氧运动,如快速和突然的肌肉活动,是利用肌肉内储存的能量,因此持续的时间有限。无氧运动也是力量练习的机制所在。

每周练习 1 个小时的无氧运动对身体就会有帮助,每周练 3～4 个小时是最合适的。老年人练习无氧运动应该循序渐进,隔天练习 1 次,每次 5～10 分钟,活动强度要低,最好是散步。然后逐渐增量到每天 30 分钟,每周 3～7 次。每天 30 分钟并不是一个很困难的目标。

## 7　什么是柔韧性练习

关节的柔韧性是正常活动所必需的,也是维持和改善关节活动的功能锻炼中的关键问题。例如,在赛跑中经常有运动员中途退出,主要是由于没有充分热身,也就是我们常说的没活动开。

热身活动主要是通过柔韧性练习或关节活动度练习来牵拉肌肉和肌腱。热身活动之后,才能开始进行大量的肌力训练或耐力训练。而且在停止锻炼之前,应该减慢运动的节奏,放松几分钟,以预防运动之后肌肉的疼痛或僵硬。

太极拳是非常好的柔韧性锻炼方式。

## 8　关节炎患者的治疗计划中是否应该包括锻炼计划

锻炼是关节炎综合治疗计划的一个重要部分,也是关节炎患者在医生的指导下能独立完成的一种治疗手段。

关节炎的治疗计划除药物的手术之外还包括医生对患者进行教育,如关节的适当运动,自我休息和放松,合理的用药和饮食等,其中最重要的就是要教会患者适当的锻炼。我们针对关节炎患者所说的并不是指一般意义上的体育锻炼,而是指功能锻炼需要在医生的指导下进行锻炼,并非随意进行锻炼。

## 9 关节炎的类型不同是否也应该选择不同的功能锻炼

关节炎有多种类型,有经验的医生会针对不同的关节炎患者推荐一些特殊的功能锻炼方法。一般来说,关节炎有肿胀和炎症反应的患者应该限制活动。患者应该咨询医生,根据自己的具体病情来制订和调整功能锻炼计划。

## 10 怎样防治膝关节骨质增生

### (一)怎样防治骨质增生

由于对骨质增生缺乏了解,许多人经医院检查发现身体膝关节某个部位出现骨质增生后,精神压力大,到处寻找消除骨刺的药物及良方,却不知道骨质增生是骨骼退行性改变的表现,是不可逆转的。

随着年龄增长,组成关节面的软骨也逐渐变老,变得干燥,光滑度下降,耐磨性减弱,变薄,破损,造成关节周围韧带、肌腱、关节囊牵拉附着处的幅度变大,造成这些部位反复性轻微损伤。而机体不断地自我修复创面,撕裂的骨膜增生,血肿机化均成为骨质,这个过程日复一日地进行着。当用 X 线时便会发现关节周围明显的骨质增生。另外,当身体其他器官、组织出现异常或病态时,也会影响到骨骼。如随着年龄的增长,中老年人体内的激素发生明显变化出现一些疾病,必然导致骨骼的变化,也必然影响关节的各部分,从而产生骨质增生。除上述生理性因素外,骨质增生还有病理性的,如创伤性骨关节炎、骨折等。所以一般来说,骨质增生是机体的一种代偿性或适应性反应,是关节衰老的一种正常生理过程。

但有部分人却因此表现出一些疼痛、关节肿胀等症状。这主要是因为增生骨质的部位恰好发生在关节及肌肉附着处。长期反复的活动刺激周围的软组织及神经、血管,使局部出现充血水肿、粘连等病理变化。临床表现为局部疼痛、酸困,活动后加重,如果增生的骨质压迫神经或神经外膜有炎症反应时,该神经支配的肌肉将出现无力,皮肤过敏性疼痛、麻木或感觉减退,压迫血管时供区血液供应将减少,在颈部则出现头晕、头痛。

骨质增生可发生在全身各关节处,在不同部位会有不同临床表现,理疗、按摩、休息等对缓解骨质增生引起的疼痛有效,若配以适量的解镇痛类药物如消炎痛等,止痛效果会更好一些。但上述办法虽然能缓解症状,却对骨质增生本身无效。

### (二)怎样防治骨质增生

适当的体育锻炼是预防骨质增生的好方法,但要避免剧烈运动,因为剧烈运动会使骨骼及软组织过度受力,增生进一步加重。同时要防止肥胖,减轻体重,以避免关节负荷加重损伤软骨及韧带。中老年还应适当补充钙质以减慢骨组织的衰老和退行性改变的进程。

骨质增生治疗方法要视具体情况而定。针对骨质增生不同部位、不同程度,可通过采用离子导入、理疗、热敷、按摩、针灸、口服药物等方法改善增生骨质的微循环,减少组织水肿及无菌性炎症,抑制和缓解骨质增生者的疼痛。目前有些医院采用小针刀技术治疗骨质增生,因效果好、费用低且无任何副作用而受到骨质增生者的欢迎。如果增生的骨质压迫主要血管、神经,出现感觉障碍、头晕头昏时,就要考虑手术治疗,通过手术去除增生骨质和解除组织机械性压迫,达到使患者解除病痛、恢复正常生理机能的目的。

### 11　患膝关节骨性关节炎后应该怎样自我保健

(1)注意保持适当的体重,以减轻关节的压力。

(2)必要的体育锻炼,特别是关节周围肌肉的锻炼,以增加关节的稳定。

(3)尽量避免关节的超负荷运动,避免在硬路面上长跑,避免不适当的爬山、爬楼锻炼,以减少对关节面的磨损。

(4)注意保暖,特别是季节变化时,夏天不要让电风扇和空调直吹关节部位。

(5)产生关节痛时,要及时到医院就诊,在医生指导下进行治疗和锻炼。这样,绝大多数骨关节病患者都能够解除和缓解症状,并能减少和延缓骨刺的发生。

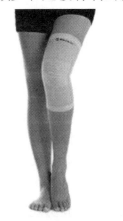
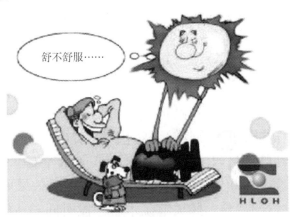

舒不舒服……

## 12 膝关节骨性关节炎的康复具体锻炼有哪些

膝关节病变导致的疼痛功能锻炼在治疗中作用甚大,不可轻视,坚持合适的锻炼是预防和治疗本病的有效方法之一:

(1)股四头肌肌功能锻炼。术后即可进行股四头肌肌功能锻炼,收缩股四头肌,绷紧髌骨,持续 10~15 秒,放松;每天反复 100 次以上。直腿抬高练习,平卧、站立、坐姿均可,绷直膝关节,抬高约 30°,持续 10~15 秒,放松;每天早、中、晚练习三组,每组重复 50 次以上。1 周后可加用 0.5~1 千克沙袋,固定于足踝部,进行直腿抬高练习。练习中,足趾转向外侧,重点锻炼股内侧肌力量。

(2)关节活动度锻炼。术后即可进行轻柔膝关节活动度锻炼:①伸直压腿,可以自己压、亲属压、沙袋压,膝关节伸直,用 2~2.5 千克压力置于髌骨上缘(不要直接压在髌骨上,以免引起剧烈疼痛),持续 3~5 分钟/次,5~6 次/天。根据个人病情、疼痛程度,适当调整。目的是膝关节完全伸直,经 3~4 周锻炼,腘窝可以轻松贴附于床面。

②屈曲膝关节,同样,坐于床边、高凳子边,手术侧膝关节下垂至最大角度,然后轻微用力向后勾。可以自己双手抱着小腿或踝关节附近,进行屈膝功能锻炼。同样,持续3~5分钟/次,5~6次/天。根据个人病情、疼痛程度,适当调整。目的是膝关节完全屈曲,经3~4周锻炼,膝关节可以轻松弯曲,足跟可以达到距臀部一拳距离,为以后顺利下蹲做准备。

(3)足踝泵锻炼。主动背屈、跖屈踝关节及足趾,力量适中,每次持续10~15秒,每天练习100次以上,促进下肢血液循环。

(4)髌骨按摩及推移练习。膝关节镜清理术后,髌骨活动练习也非常重要。自己坐于床上、沙发边,膝关节伸直,髌骨放松,用同侧手掌轻微按压髌骨,并向内侧推动,有轻微疼痛和摩擦感是正常现象;动作由缓慢逐渐过渡到较快,最后能够达到轻松推移髌骨、感觉到髌骨在膝部可向内外、上下推动2厘米左右。每天按摩3~4次,每次持续5~10分钟。结合髌骨紧绷练习,效果更好。

(5)冷敷。膝关节镜术后一段时间,3~6个月,膝关节功能锻炼后会出现肿胀;休息后可减轻。如果练习后疼痛肿胀较明显,可采用冷敷措施;方法是用水袋或橡胶手套装多半袋水,在冰箱冷冻成半冰半水,用毛巾包裹2层,锻炼后敷于膝关节内外侧,持续10~15分钟。注意避免直接放在皮肤上,以防冻伤。

(6)步态练习。膝关节镜清理术后一般不需要拄拐,每天下地进行行走练习,努力正常行走,不能瘸腿、打弯腿。两足着地时间尽量一样。练习时间及次数循序渐进,刚手术后可3~4次/天,10~15分钟/次;2周后逐渐增加。

(7)散步、游泳、蹬空自行车、半蹲练习。手术4周后,可以循序渐进,散步30分钟、蹬空自行车20分钟,或游泳锻炼。3个月后,如果膝关节肿胀完全消退,关节活动度明显改善,可以进行半蹲练习、慢跑等锻炼。半蹲不是站马步,双膝、双髋轻微屈曲20°左右,两足分开与肩等宽,半蹲站立5~10分钟,每天2~3次,进行膝关节稳定性锻炼。不建议爬山、爬楼梯、站马步、反复蹲起练习。

## 13 哪些功能锻炼适合大多数关节炎患者

开始锻炼前一定要做好热身活动,热敷患病的关节,在进行肌肉力量的练习时要循序渐进,从少量开始。锻炼结束后冰敷患病关节。注意练习的娱乐性,选择您喜欢的锻炼方式并养成习惯。

医生应该指导患者选择锻炼项目,告诉他们减轻关节疼痛的方法,提醒患者日常生活中应该注意的一些问题,比如抬重物时一定要先蹲下来,不能直立弯腰去搬东西等。

对于关节炎患者来说,以下三种功能锻炼最为合适:

(1)关节活动度锻炼。关节活动度锻炼有助于保持正常的关节活动度、减轻僵硬的感觉、保持或增加关节活动范围。

(2)肌力锻炼。肌力锻炼有助于保持或增加肌肉的力量,而强健的肌肉能够支持并保护患病的关节。

(3)有氧和耐力运动。有氧或耐力锻炼有助于改善心血管功能,帮助控制体重。由于体重超重会使身体多个关节的负担增加,因此,控制体重对关节炎患者来说是非常重要的。一些研究表明,有氧练习甚至能减轻一些炎症反应。

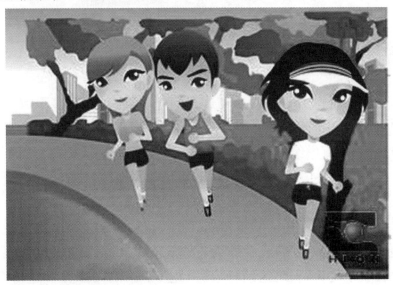

## 14　关节炎患者应该如何开始功能锻炼

　　关节炎患者应该咨询医生，制订一个合理的锻炼计划。专科医生大都会推荐一些适合患者具体情况的锻炼计划。

　　对大多数关节炎患者来说，开始时应该选择比较容易完成的项目，比如关节活动度的练习和低强度的有氧练习。关节炎患者甚至可以参加一般体育项目的锻炼，但并非所有的运动都适合，锻炼项目因人而异，要听医生的意见。

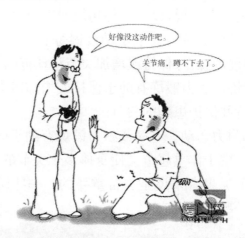

## 15　运动越多好得越快吗

　　有很多骨性关节炎患者在这个问题上都有疑问，甚至有些医生对患者的说法也不一致。其实，应该辩证地理解这个问题。患骨性关节炎后，最好继续使用患病的关节，不要因为想保护关节而不去用它。千万要记住，关节长期休息不活动并不能减轻或延缓病情的进展，只会引起肌肉无力和更为严重的关节功能障碍。

　　如此说来是不是活动越多越好呢？也不尽然。许多患者在这个问题上存在很多误区，或者听从某些庸医的误导要"多活动多锻炼"，因此盲目地走长路，跳迪斯科，甚至跑步、爬山，结果往往适得其反，导致病情加重，甚至贻误治疗。要知道骨性关节炎的患者的关节软骨已经受到破坏,不堪重负,再去进行这些锻炼,无疑是雪上加霜,只会加剧软骨的损害。目前,关节软骨的破坏几乎无法修复,因此,用最通俗的话来说,就是要"省着点用"。

那究竟要不要活动呢?答案是要活动的。活动锻炼并没有错,关键是进行什么样的活动和锻炼。我们在这里所说的活动和锻炼是指功能锻炼,坚持功能锻炼能够减轻关节的疼痛和僵硬,改善关节活动,增加肌肉力量和骨的强度,保持关节稳定,并有助于增强自信心,保持良好的心理状态。

必须记住,膝关节是一个主要的负重关节,有其特殊性,膝关节骨性关节炎患者应多做不负重的活动和锻炼,如游泳和床上锻炼,少做负重活动,如登山和跑步。

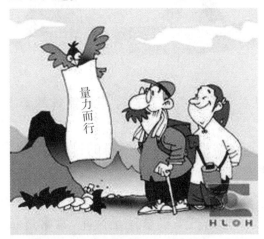

## 16  关节镜清理术后还需要康复治疗吗

近年来,随着关节镜技术的开展和普及,中老年膝关节骨性关节炎(轻度至中度退行性变)行关节镜清理的患者日趋增多,大多数疗效良好。也有少部分患者感觉疗效较差,甚至不如术前,究其原因,主要是手术后没有得到系统治疗和后续康复锻炼。由于常年劳作或年轻时反复轻微损伤,膝关节软骨磨损、半月板退行性变在我国中老年患者中较为普遍。但关节镜清理只能缓解部分症状,不能从根本上使软骨及半月板恢复正常,故术前应向患者解释清楚,患者对手术期望值不能过高(正如牙齿磨损后,到口腔科处理后不能使牙齿恢复年轻时一样)。虽然如此,在关节镜清理术后,经系统治疗和康复锻炼后,能够使膝关节不适症状大部分减轻或消失,能够使膝关节维持较"年轻的"状态数年至数十年,其重要性不言而喻。

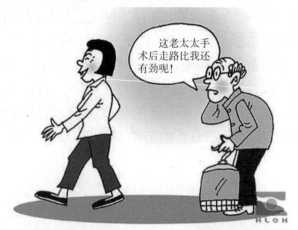

## 17　老年人膝关节骨性关节炎自我康复锻炼的要点是什么

　　增强体质、延年益寿是老年人健身的目的,但很多运动健身方法不当,会适得其反。

　　首先,中老年人运动要适量,不是越多越好。许多中老年人经常锻炼,热情过高,不管是打太极拳还是慢跑,常常过量,仿佛锻炼时间越长对身体越好似的。还有一些老年健身队为了参加比赛、表演,临时突击更是常事,恨不得全天都泡在公园里。盲练蛮练,不仅没起到健身效果,反而给身体带来损伤,很多人还因此落下关节痛的毛病。

　　其次,锻炼的时间很重要,晨练不是越早越好,许多老年人睡眠时间减少,喜欢天还没亮就出门进行锻炼,其实这是不科学的。在太阳出来前,空气中的二氧化碳含量较高,污染物在空气中堆积较多,呼吸了这些污浊的空气对人体会产生有害影响。所以晨练应该安排在太阳出来后,并且不宜在车流较多的马路旁晨练,因为这些地方聚集有大量的二氧化碳,对健康无益。美国健身专家通过对不同时间健身效果的研究比较后证实,对中老年健身者来说,睡前运动或傍晚运动比清晨更具健身之效。

再次，一些中老年人做膝关节功能锻炼，他们反复地屈伸膝关节，一会儿揉髌骨，一会儿抖晃膝关节，这些动作其实对膝关节大都是有害无益。因为中老年人膝关节多开始出现了关节软骨退行性变、骨质增生等，表现为膝关节疼痛、股四头肌萎缩、上下楼梯时疼痛加重、蹲下后不能自行站起，更有甚者出现膝关节腔

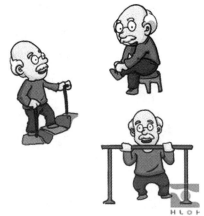

内积液、屈膝挛缩畸形等。对于这种膝关节功能锻炼的目的主要是减轻股四头肌萎缩，减轻和消除膝关节疼痛。屈伸膝关节、揉按髌骨、抖晃膝关节使髌骨软骨反复地与股骨髁的软骨面摩擦，使软骨磨损加重，其结果使膝关节疼痛加重，甚至出现关节积液，而关节积液又加重肌肉萎缩，肌肉萎缩又会使原有的症状加重，形成恶性循环。

最后，正确练习膝关节的方法应该这样：将膝关节尽量伸直，在保持膝伸直下练习股四头肌收缩，每次收缩应坚持 3～4 秒，每分钟应练习 10 次，每小时应坚持 5～10 分钟。有条件的话还可应用电刺激仪选择性刺激股四头肌内侧头，使股内侧肌强壮、有力，达到减轻疼痛、防止股四头肌萎缩的目的。除此之外，还应避免膝关节过多活动，应用坐便器等。

## 18 气功能治疗膝关节骨性关节炎吗

气功是一项通过自我心理调整来影响自身生理功能的锻炼方法，与中药、针灸、推拿一样，是祖国传统医学的一个组成部分。

中医对气功的定义是：通过调神来协调气机，达到平衡阴阳，防治疾病为目的的锻炼方法。现代科学对气功的定义是：使用自我暗示的方法，使意识进入自我催眠（所谓"入静"）状态，通过良性的心理调整，使体内各系统生理功能趋向协调，从而达到防治疾病目的的一类自我身心锻炼方法。

正确的气功锻炼对膝关节骨性关节炎症患者可能有一定的帮助，但充其量只能是一种辅助治疗，决不能代替正规的治疗。

至于那些宣传能够"发放外气"、具有特异功能的所谓"大师"，不过是一群江湖骗子而已。他们打着"气功"或"人体科学"的招牌，实际上是为了骗钱等目的，请不要相信。

## 19　关节炎患者应保持怎么样的精神状态

关节炎大多是慢性疾病，关节炎患者往往容易陷入疼痛、沮丧和恐惧的恶性循环。要打破这种恶性循环，除了要密切配合医生的治疗之外，还应该积极地调整自己的心理状态。

首先要消除对疾病的恐惧感，避免消极想法，把注意力集中在关于本人处境和日常生活的积极方面，而尽量不要去想那些负面的东西。要认识到只要能够控制疼痛等症状，延缓病情的发展，照样可以像正常人一样生活，况且关节炎并不是置人于死地的绝症。

其次，可以结识一些关节炎病友，学习他们的抗病经验。多参加社会活动，培养兴趣爱好，保持心情开朗，精神充实，病痛在不经意间就会缓解。平时尽可能将注意力集中到自己感兴趣的事情上，忘记疾病的烦恼，保持平和的心态，养成良好的生活习惯，将有助于对病情的控制。

研究表明，那些相信能够与关节炎进行斗争的患者往往会觉得疼痛较轻，而且较少受到疾病的牵制，而那些觉得自己无力而又无助的患者的情况则正好相反。

## 20　关节炎患者应如何掌握功能锻炼的频率

（1）关节活动度的锻炼可以每天练习，至少也要做到隔天练习1次。

（2）肌力训练也应该每天练习，至少也要隔天1次，除非您的关节有严重的疼痛或肿胀。

（3）耐力练习应该每周3次，每次20～30分钟，但如果关节有严重的疼痛或肿胀则应暂停。

## 21　关节炎患者应如何掌握功能锻炼的活动量

大多数医生认为，如果功能锻炼之后关节的疼痛超过 1 个小时，就说明活动量太大。如果您在功能锻炼之后出现以下一些情况，就应该及时与医生取得联系，调整锻炼计划。

(1)长时间疲劳感。

(2)患关节炎的肢体无力。

(3)关节的肿胀加剧。

(4)持续疼痛(锻炼之后疼痛超过 1 个小时)。

## 22　关节炎患者练习肌肉力量的最佳方法是什么

这取决于患者个人的喜好、关节炎的类型以及是否有炎症反应。增强肌肉力量有助于减轻患者关节的负担，肌力训练可以利用较小的重物、健身器材、等长运动和水中抗阻运动来进行。正确的体位和姿势非常关键，如果体位或姿势不正确，容易引起肌肉拉伤，加重关节疼痛和肿胀。

## 23　什么是 CPM？CPM 机有什么用

CPM，是英文 continuous passive motion 的字头简称，意思是"持续的被动活动"。CPM 的主要作用是增加膝关节的活动度。减轻疼痛，改善关节软骨的修复质量。

CPM 机是一种康复设备，使用时将 CPM 机放在您的床上，再把您的腿放在 CPM 机上，适当固定，机器会带动您的腿进行缓慢的伸腿活动，活动范围是可调的，由医生决定，循序渐进，帮助您逐渐增大膝关节的活动范围。

现在，越来越多的医生喜欢在膝关节手术后使用 CPM 机来帮助患者进行康复，但必须强调，CPM 毕竟是被动的活动，作用有限，无论如何也不能代替患者主动的功能锻炼。

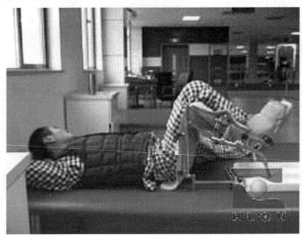

### 24 膝关节手术后膝关节不能弯曲怎么办

不得不承认,这是一个非常棘手的问题。手术后屈膝受限往往是由瘢痕粘连造成的。一般情况下,手术后通过持续的被动活动和积极的功能锻炼,绝大多数患者都能获得较为满意的关节功能。从膝关节功能的角度来看,屈膝最好能达到 110°～115°,而且更为重要的是,膝关节应该能完全伸直。如果屈膝能够达到 90°,就足以完成行走动作,但是如果膝关节不能完全伸直,就不可能以正常人的步态来行走。

手术后膝关节不能弯曲,可以采取以下方法:

第一种方法是使用 CPM 机,在床上躺好后,将患侧腿放在机器上固定,定好活动角度后,打开开关,CPM 机带动膝关节进行被动的伸屈活动,有助于恢复关节活动度。如果手术后时间较长,该方法可能没有什么效果。

第二种方法叫作膝关节松动术,由医生来做,即在麻醉下被动伸屈膝关节至最大限度,撕开粘连的瘢痕组织。这种方法一般在手术后 6 周内进行效果较好,但该方法也有一定的危险性,若粘连比较严重,医生又控制不好的话,可能会造成骨折,特别是如果患者有骨质疏松,或者手术后时间过长,骨折的危险性也会增加。

第三种方法是用关节镜手术切开瘢痕组织,术中同时行关节受动术。需要强调的是,膝关节手术后,只要配合医生的指导,积极正确地进行功能锻炼,大多数患者的关节活动度都能够恢复。

即使术后恢复不满意,也应该积极治疗,无论医生采用哪种办法,患者都应该积极配合,在医生的指导下坚持功能锻炼,这样才能获得满意的效果。

## 25 膝关节手术后为什么要进行功能锻炼

除了医生的技术和患者的自身条件外,手术成功与否还取决于手术后关节活动的形式及程度。膝关节手术后,住院期间及出院之后的物理治疗和康复训练都是非常重要的。

众所周知,人体的活动是靠肌肉的运动来实现的,如果不能正常活动,肌肉就会萎缩,力量减弱,不能很好地支撑、移动您的身体,我们称之为废用性萎缩。如果您患有膝关节的伤病,影响膝关节的正常活动,大腿的肌肉就会因为得不到使用而萎缩。手术能够解决膝关节的问题,但肌肉只有通过正规的功能训练才能逐渐恢复正常。

医生会指导并帮助您进行功能锻炼,但功能锻炼只能靠您自己去做。大多数患者术后需要6周的功能锻炼来恢复关节周围的肌肉和韧带的强度。手术后如果不出现什么问题,医生会要求您在手术后1~2天内就开始进行功能锻炼。有一项研究证实,术后3天开始功能锻炼比术后6天才开始要恢复得更快。

## 26 膝关节手术后应进行哪些功能锻炼

我们反复强调,膝关节手术后CPM并不能代替功能锻炼,以下这些功能锻炼的内容是您必须要坚持做的。记住,练得越好,恢复就越快。

(1)股四头肌肌收缩锻炼。股四头肌位于大腿前面,有四块肌肉组成,对膝关节的稳定和活动都非常重要。如果手术后患者想正常地行走,必须有强健的股四头肌做保证,而且股四头肌收缩锻炼是最简单的功能锻炼之一。

　　具体的锻炼方法是：平躺在床上，将两腿伸直，手放在身体的两边，每次练习一条腿的股四头肌。绷紧（收缩）大腿上方的肌肉（股四头肌），同时尽量伸直膝关节，使大腿的后侧尽可能地贴近床面，坚持5秒，然后放松，休息5秒。每条腿重复练习10次。手术后第二天就应该进行该项练习，而且两条腿都要练习。手术后的疼痛可能会影响您练习的次数，但每小时都应该坚持做上几次。

　　（2）终末伸膝锻炼。这项锻炼能够帮助您增强股四头肌，所谓终末伸膝锻炼就是将膝关节彻底伸直的动作练习。具体方法是：平躺在床上，在准备锻炼的膝关节下方垫一个枕头或一块毯子，使膝关节屈曲30°～40°，绷紧股四头肌并伸直膝关节，使足跟抬离床面，坚持5秒，然后缓慢地将足跟放回床面。每天重复练习10～20次。

　　（3）膝关节屈曲锻炼。除了CPM能够帮助您被动地增加膝关节屈曲角度以外，您必须每天练习主动的膝关节屈曲，医生也会告诉您最佳的练习方法来增加膝关节活动度。膝关节屈曲练习重在质量，即每天都要比前一天的屈膝角度增大一点。医生也应该每天测量您的屈膝角度，以便调整练习的方法和强度。

　　（4）直腿抬高练习。这也是一项增强股四头肌的锻炼。具体方法是，平躺在床上，伸直膝关节，将腿抬起，臀部不离床，足跟抬离床面25厘米左右，坚持1分钟，然后慢慢放下，坚持的时间越长越好。每天重复练习10～20次。

　　当您能够很轻松地完成20次直腿抬高练习，而且每次都能坚持1分钟以上，就可以在踝关节上加上重量（如放上沙袋），继续练习负重下的直腿抬高，进一步增强股四头肌的力量。沙袋的重量可以从1千克逐渐增加到5千克，循序渐进。如果能坚持练习，会有令您惊喜的效果。

# 核心肌力锻炼

·······■·······

## 1 核心稳定性与核心力量的起源与发展是什么

　　核心力量训练起源于核心稳定性的训练。在 20 世纪 80 年代，核心稳定性训练最先应用于欧美等国的运动康复领域，主要针对一些下腰痛(LBP)患者进行治疗，取得了良好的效果。之后，竞技运动训练领域的专家将核心稳定性引入了运动员的训练中，经过一些训练方式的改变与调整，逐渐适应了运动训练所要求的特点，逐渐形成了核心力量的训练方法与手段。

　　随着现代运动链(kinetic chain)理论的推广与发展，也促进了核心稳定性与核心力量的发展。运动链又称为关节运动链，在运动训练或者物理治疗与康复中，人体活动被看作几个相互连接部分所产生的共同结果，如肩关节、脊柱、髋、膝关节等。支持这一定义的理论为：身体每一部分的活动通过链式的相互作用而影响身体其他部分的作用。运动链理论强调人的运动方式大体分为两种：一是开链练习，指肢体的近端相对固定而远端相对运动的形式，肢体远端的活动范围与速度均大于身体近端。二是闭链练习，指肢体的远端相对固定而近端相对运动的形式。闭链练习是将开链练习的旋转运动转变成线性运动，对各个关节所产生的切力较小，较适合功能性的康复训练或者一些身体稳定性训练。这一理论的发展所带来的其实就是人们更好地将人体的核心部位看作是一个刚体，这一刚体为人体的运动提供稳定性与力量，由这一刚体所产生的能量更好地向人体远端运输。

## 2 核心力量与核心稳定性的定义是什么

核心力量与核心稳定性这两个概念是从国外引进来的,自从核心力量与核心稳定性引入我国以来,起初只是单纯去给核心力量与核心稳定性下定义,之所以造成对两者定义理解的不同,主要是因为没有区分两者的应用领域,也就是说,核心稳定性与核心力量在运动康复领域与运动训练领域的定义是不同的。Panjabi 将核心稳定性在康复领域定义为:在日常生活中,被动脊椎骨、脊柱的主动肌和神经控制单元,三者共同结合起来使脊椎间的运动维持在一个比较安全的范围之内。Kibler 主要从运动训练领域给出了核心稳定性的定义,即核心稳定性是指通过骨盆来控制躯干的姿势和运动来使能量产生、传递、控制以及身体终端的运动达到最优化的一种能力。Akuthota 和 Nadler 将核心力量在康复领域定义为,腰椎周围的肌肉所需要维持功能性稳定的能力。Lehman 将核心力量在运动训练领域定义为,由一块肌肉或肌肉群所发挥的最大力量来产生特定速度的能力。从以上学者的观点可以看出,核心力量与核心稳定性两者无论从本身的内涵,还是应用领域都存在着本质的不同。核心稳定性在康复领域主要还是针对患者,特别是下腰痛患者所能完成日常生活中必要的一些活动,比如行走、爬楼梯等。而核心稳定性在运动训练领域则主要强调人体的稳定状态是运动的基础,是能量产生达到最佳化的支撑。核心力量在康复领域强调肌肉拉力的重要性,而在训练领域则强调肌肉产生爆发力的能力和达到特定速度的能力。所以在进行核心训练时,一定要明确进行的是核心力量还是核心稳定性训练,是应用于竞技运动训练还是应用于康复领域的训练。

Faries 和 Greenwood 则把核心力量与核心稳定性在康复领域的定义区分开来,他们指出,核心稳定性是指在脊柱周围肌肉活动时,使脊柱稳定的能力;核心力量主要指通过肌肉收缩和增加腹内压来产生力量的能力。

## 3 核心的范围有哪些

在我们探讨人体核心的范围时,主要从解剖学的角度来界定。国外有的学者从宏观解剖学角度将人体核心比喻为一个帐篷或是一个汽缸,这个帐篷或汽缸的前部是腹肌,后部是背肌和臀大肌,下部是骨盆和髋关节,上部是横膈膜(膈肌)。这种核心解剖学的界定主要是由于研究领域的不同造成的,在运动训练领域国外的学者将核心界定为从胸骨或肩关节到大腿上部,这一整个部分都称为核心。所以当人们在认识核心部位时,首先要依据自己的研究领域,其次,依据自己所从事或研究的运动项目,因为核心还没有一个明确的范围。

## 4 对核心肌肉的界定是什么

根据核心的范围,我们也就可以从两个领域对核心肌肉从一个较宽泛的范围进行解剖学微观层面上的分析,即核心肌肉在运动训练领域和康复领域各应该包括哪些?在进行核心肌肉的界定时,不仅仅包括身体表层的一些大块肌肉群,还包括深层次的一些小肌群。

通过对国外一些关于核心力量训练网站的搜索,以及参照国内关于核心力量训练的资料以后,各研究人员主要给出了以下两个范围(表1和表2)。

表1 人体核心范围的肌肉

| 核心部位的肌肉名称 |
| --- |
| 腹肌:腹直肌,腹外斜肌,腹内斜肌,腹横肌 |
| 髋关节肌:髂腰肌,腹直肌,缝匠肌,阔筋膜张肌,耻骨肌,臀大肌,臀中肌,臀小肌,半腱肌,半膜肌,股二头肌,短收肌,长收肌,大收肌,双孖肌,闭孔内肌和闭孔外肌,股方肌,梨状肌 |
| 脊柱肌:竖脊肌,腰方肌,旁脊肌,斜方肌,腰大肌,多裂肌,髂腰肋肌和胸肌回旋肌,背阔肌,前锯肌 |

表2 人体核心范围的肌肉

| 肌群 | 核心部位的肌肉名称 |
|------|--------------------|
| 盆带肌 | 髂肌,腰大肌,臀大肌,臀小肌,臀中肌,梨状肌,闭孔内肌,闭孔外肌 |
| 大腿肌 | 缝匠肌,股直肌,半腱肌,半膜肌,股二头肌(长头),耻骨肌,短收肌,长收肌,大收肌,股薄肌,阔筋膜张肌 |
| 背肌 | 斜方肌,背阔肌,菱形肌,竖脊肌(髂肋肌、最长肌、棘肌),腰方肌,回旋肌,多裂肌,横突间肌,下后锯肌 |
| 腹肌 | 腹直肌,腹外斜肌,腹内斜肌,腹横肌,腰方肌 |
| 膈肌 | 膈肌 |

　　根据国内外学者对运动训练领域核心范围的界定,笔者认为处于人体核心部位的骨主要是脊柱、胸廓骨、髋骨以及股骨,脊柱包括颈椎、胸椎、腰椎、骶骨和尾骨,胸廓骨包括胸骨和肋。两块髋骨与一块骶骨、一块尾骨以及连接它们的关节、韧带和软骨共同构成了骨盆。因为这些骨在身体运动过程中起着稳固支撑的作用,正处于人体的中轴部位,所以这也就决定了附着在它上面的肌群(包括起始点在这些骨上)都成为核心肌群。大体的核心肌群应该如表3所示。

表3 人体核心范围的肌肉

| 肌群 | 核心部位的肌肉名称 |
|------|--------------------|
| 背肌 | 斜方肌,背阔肌,菱形肌,肩胛提肌,竖脊肌(髂肋肌、最长肌、棘肌),腰方肌,回旋肌,多裂肌,横突间肌,上下后锯肌 |
| 胸肌 | 胸大肌,胸小肌,前锯肌,肋间肌(肋间内肌、肋间外肌),胸横肌,膈肌 |
| 盆带肌 | 髂腰肌(腰大肌、髂肌),臀大肌,臀小肌,臀中肌,梨状肌,闭孔内肌,闭孔外肌,股方肌 |
| 大腿肌 | 缝匠肌,股四头肌(股直肌、股中肌、股内肌、股外肌),半腱肌,半膜肌,股二头肌,耻骨肌,短收肌,长收肌,大收肌,股薄肌,阔筋膜张肌 |
| 腹肌 | 腹直肌,腹外斜肌,腹内斜肌,腹横肌 |

## 5 核心训练的作用有哪些

　　(1)核心训练可以增强核心部位的稳定性:核心训练的最主要作

用就是可以增强核心部位肌群发力的稳定性。核心稳定性是指在运动中控制骨盆和躯干部位肌肉的稳定姿态,为上下肢运动创造支点,并协调上下肢用力,使力量的产生、传递和控制达到最佳化。核心稳定性训练可以提高身体在运动过程中的稳定性和控制力,从而为身体更好地发力创造有利条件。传统力量训练法一般在固定身体姿势的条件下进行训练,与实际运动轨迹不符。同时,核心力量训练强调深层次小肌群的训练,这对于稳定核心骨具有重要的实际意义。

(2)核心训练可以使核心部位的力量更好地向四肢传递:这一作用符合现在运动链的观点,即人体在运动过程中,身体的每个环节都是运动链中的一个环,每个环节都对力和能量的传输起到巨大作用。特别是人体核心部位由于拥有强大的肌肉群,更在这条链中起到了核心环节的作用。例如,短跑运动是在上肢和下肢的协调用力下完成的,而在跑动过程中,核心部位对力的传输起到了承上启下的作用。所以核心力量的增强可以帮助四肢更好地完成运动。

(3)核心训练可以预防运动中的损伤:核心力量训练的最初阶段是采用等长训练的方法,等长训练法的优点是肌肉能够承受运动负荷较大,是发展最大肌肉力量的常用方法。此外,等长练习时神经细胞对血管的压力增大,影响肌肉的血液和氧气供应,从而对肌肉无氧代谢能力的提高、肌红蛋白含量的增加和肌肉毛细血管的增生均有良好的影响。同时对肌膜的增厚,以及抗张强度的增强均有良好的作用。核心力量训练强调深部小肌群的训练,这也就弥补了传统训练由于注重浅层大块肌肉的训练,而容易导致深部肌群力量不足容易受伤的缺陷。

(4)核心训练可以支持运动技术更好发展:在众多诸如游泳、皮划艇、赛艇等水上的竞技运动项目,以及跨栏、标枪等田径项目中,除了对体能素质要求较高以外,是否具有良好的专项技术也是制约能否取得优异运动成绩的关键因素。而良好的专项技术的形成与提高主要取决于核心稳定力量的改善,两者密切联系。孙海平教练在谈及刘翔的技术时,也主要强调了由于他具有良好的核心肌群力量,为良好的技术和优异的运动成绩打下了基础。

## 6 核心训练与传统力量训练的区别与联系有哪些

核心训练与传统力量训练的区别主要存在于以下 4 点：

(1)训练理念不同:核心训练包括核心稳定性训练与核心力量训练,与传统力量训练相比,核心训练增加了人体运动中的不稳定这一因素,强调增强人体核心稳定性是力量训练的基础。

(2)训练部位不同:核心训练重视人体核心部位在运动中的作用与意义,强调核心部位所具有的强大肌群是完成任何运动的基础,与传统力量训练只注重四肢力量不同的是,核心训练不仅强调体表大块肌肉群力量训练,更重要的是强调人体深层次小块肌肉的训练。

(3)训练方法、手段不同:传统力量训练最主要的特点是在训练的过程中身体重心处于相对稳定的状态,而在我们实际运动过程中,大都处于不稳定的状态,容易导致在平时所训练增加的力量丢失。在核心训练中采用了瑞士球、平衡板等训练器材,更好地弥补了这一缺陷。

(4)训练效果不同:在传统力量训练中由于缺少静力性练习,动力性、大强度训练占有主导地位,容易造成关节与肌肉损伤,而核心训练的基础阶段主要采用静力性练习,可以很好地增强肌肉及关节的抗张能力以及核心稳定性,为以后的力量训练做好了基础性准备。

核心训练是力量训练系统中的一个组成部分,与传统力量训练相同,它本身也存在着缺点与不足。核心训练与传统训练优势互补,要同时注重核心部位稳定性力量与四肢力量的同步发展,要注重抗阻与核心稳定性,动力性与静力性力量同步训练,才能对力量训练起到较好的作用。

## 7 如何进行徒手静力练习

**锻炼部位:髂腰肌**

练习手段:仰卧两头起(如图)。

练习方法:仰卧于地面或床上,两腿伸直并拢,两臂伸直放于头两侧,两臂与两腿同时抬起。

　　**练习组数**:训练 3 组,每组 20 秒。

　　**注意事项**:腹、背、胸收紧。

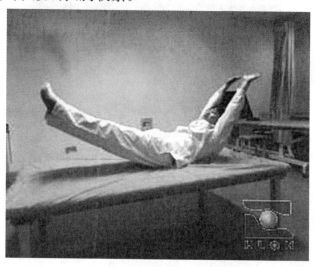

**锻炼部位:臀大肌**

　　**练习手段**:屈膝半蹲(如图)。

　　**练习方法**:练习者两脚开立与肩同宽,两手叉腰,保持腰部挺直,两眼目视前方,保持屈膝半蹲姿势。

　　**练习组数**:训练 3 组,每组 20 秒。

　　**注意事项**:体会臀部肌肉被拉伸。

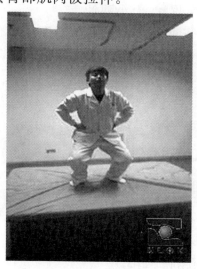

**锻炼部位**:臀中肌、臀小肌

练习手段:侧摆腿(如图)。

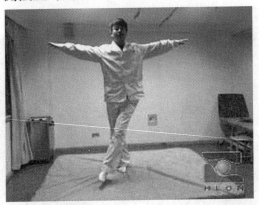

练习方法:练习者两臂侧平举站立,腰、背、腹收紧,右腿伸直,左腿侧摆向右腿前,保持此姿势。左右交替进行。

练习组数:训练 3 组,每组 20 秒。

注意事项:上体保持正直,髋部保持中立。

**锻炼部位**:梨状肌、股方肌

练习手段:大腿外展(如图)。

练习方法:练习者两腿并拢站立,两手叉腰,身体保持正直,一侧腿伸直向外摆,保持此姿势。左右交替进行。

练习组数:训练 3 组,每组 20 秒。

注意事项:腰、腹收紧,大小腿伸直。

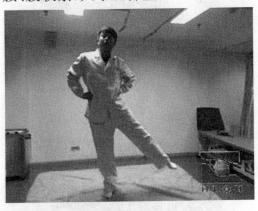

**锻炼部位**:闭孔内肌、闭孔外肌

练习手段:向前踢腿(如图)。

练习方法:练习者两腿并拢站立,两手叉腰,身体保持正直,一侧腿伸直向前踢腿,保持此姿势。左右交替进行。

练习组数:训练 3 组,每组 20 秒。

注意事项:大小腿伸直,体会臀部发力。

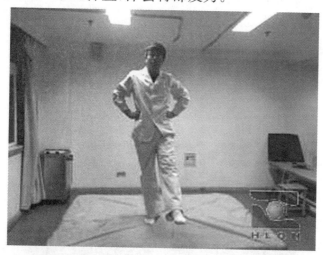

**锻炼部位:股四头肌**

练习手段:坐位屈腿(如图)。

练习方法:练习者两手撑地坐于地面,两腿屈膝收于体前,保持此姿势。

练习组数:训练 3 组,每组 20 秒。

注意事项:胸、腹、背、大小腿收紧。

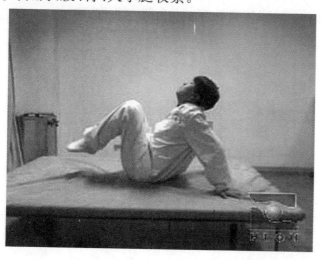

**锻炼部位：半腱肌、半膜肌**

练习手段：正压腿（如图）。

练习方法：练习者两腿伸直并拢坐于地面，背部收紧，上体前压，两手抓脚尖，膝关节伸直。

练习组数：训练 3 组，每组 20 秒。

注意事项：体会半腱肌、半膜肌被拉伸。

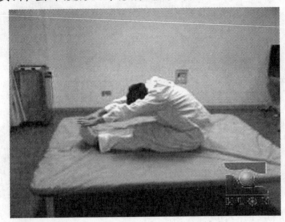

**锻炼部位：股二头肌**

练习手段：俯卧支撑下腰（如图）。

练习方法：练习者两腿伸直并拢，两臂伸直约与肩宽，支撑于地面，下腰，保持此姿势。

练习组数：训练 3 组，每组 20 秒。

注意事项：两腿伸直收紧，体会股二头肌用力。

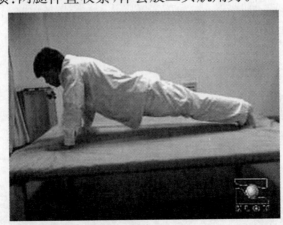

**锻炼部位：短收肌、长收肌、大收肌、股薄肌**

练习手段：俯卧位内收腿伸臂（如图）。

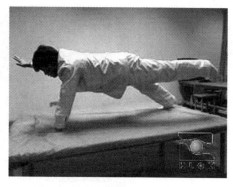

练习方法：练习者左侧手臂与右侧腿支撑于地面；右侧手臂前伸，左腿保持与上体平行。左右交替进行。

练习组数：训练3组，每组20秒。

注意事项：抬起腿保持与身体同一高度，胸、腹收紧。

## 8　哑铃瑜伽练习

预备式：

站立在瑜伽垫上，双臂自然垂于身体两侧，双手各持一个哑铃，向下向后放松肩膀，站稳。同时，集中注意力于核心区域，使核心区域肌肉紧张。

**第1组**

主要锻炼部位：胸大肌、前锯肌、背阔肌、菱形肌、斜方肌。

锻炼方法：

图1起始位，注意腿部核心区肌肉保持紧张。

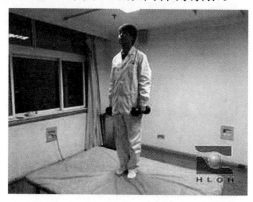

图1

图2吸气,双臂弯曲置于体前,保持与肩同高。

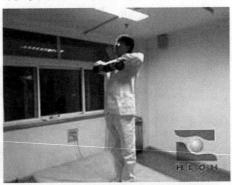

图2

图3向正前方平推哑铃,哑铃头保持并拢。

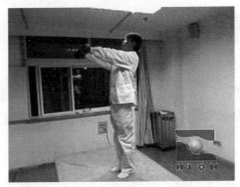

图3

图4呼气,向胸部拉回哑铃,哑铃位于胸大肌下侧,哑铃头保持并拢。

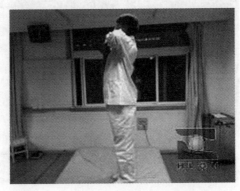

图4

图 5 吸气,肩部高位推举。

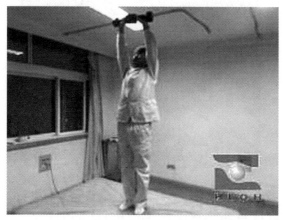

图 5

图 6 呼气,从头上部向下经体侧拉哑铃至大腿处。

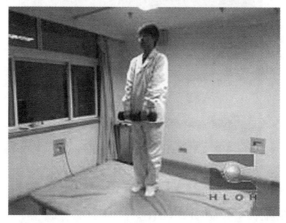

图 6

组图动作完成后,回到预备式。

注意事项:注意呼吸,保持均匀。动作要求迟缓、匀速。

## 第 2 组

主要锻炼部位:背阔肌、菱形肌、斜方肌、肩胛提肌、三角肌、臀大肌、臀中肌、臀小肌、股四头肌、腘绳肌。

锻炼方法:

图 1 起始位,双脚并拢,双膝弯曲,大腿与地面接近平行,背部伸展,躯干与瑜伽垫保持 45°,两臂伸直,两手握哑铃于膝关节处。

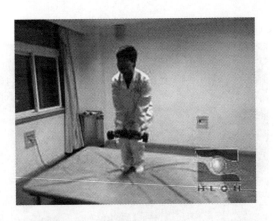

图1

　　图 2 吸气,将右侧哑铃上提至髋部,注意肘部要高于背部;呼气,回右侧哑铃至起始位。

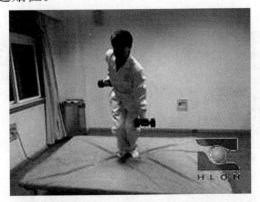

图2

　　图 3 左侧哑铃,重复图 2 动作。

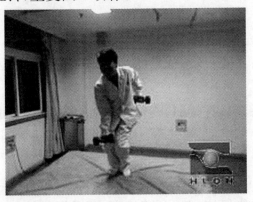

图3

注意事项：

膝关节不要超过脚尖，以免损伤关节。

上提哑铃时要挺直躯干，保持身体平衡。

**第3组**

主要锻炼部位：背阔肌、菱形肌、斜方肌、胸大肌、前锯肌、股四头肌、股直肌、股外侧肌、缝匠肌。

锻炼方法：

图1起始位，右脚站在瑜伽垫上，站稳，慢慢提起左腿，左膝向外弯曲，左脚脚掌踩在右大腿内侧，双臂弯曲握哑铃于胸前，哑铃头并拢，掌心向内。

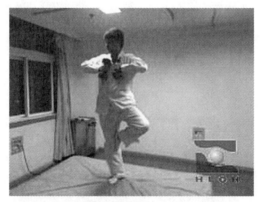

**图1**

图2吸气，双手握紧哑铃，同时两臂伸直经体侧向上伸展至头顶上方，双臂伸直。

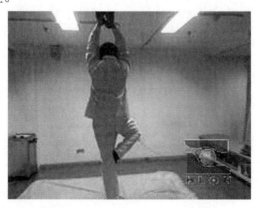

**图2**

图 3 呼气，双手分别从两侧向下移动至耳部外侧，掌心向内。

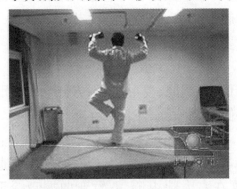

图 3

图 4 吸气，肘部后拉至体后，双手紧握哑铃，向下移动至胸部两侧，掌心向上。

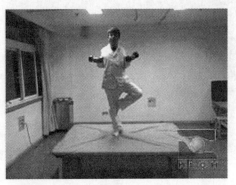

图 4

图 5 呼气，右手握哑铃保持不动，左手向正前方平推哑铃，左臂保持与肩同高，掌心向上。

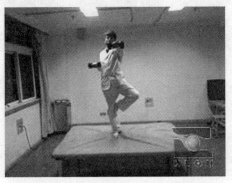

图 5

图 6 吸气，双手紧握哑铃，向外侧平举。

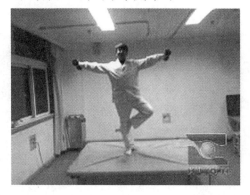

**图 6**

图 7 呼气，右臂伸直向前平推哑铃至身体前方，双臂都要伸展，保持与肩同高。

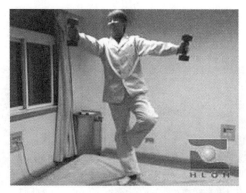

**图 7**

图 8 回到图 1 的位置。

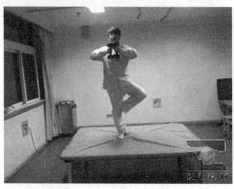

**图 8**

图9吸气,左手紧握哑铃自然下垂,掌心向内扣至大腿,右臂伸直向上伸展。

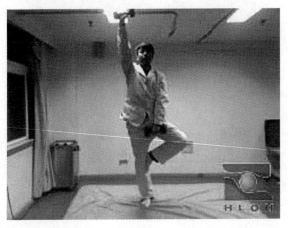

图9

图10呼气,右臂向前侧下拉哑铃,直至大腿处,保持手臂伸直。左右交替进行。

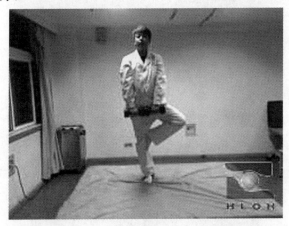

图10

注意事项:

脚部要保持受力均匀。

在进行训练时,要使右腿与核心区用力,躯干、臀部、肩膀摆正。

**第4组**

主要锻炼部位:腹外斜肌、腹内斜肌、腹横肌、竖直肌、大收肌、短收肌、长收肌、耻骨肌、股薄肌、股方肌、闭孔内肌、闭孔外肌。

锻炼方法：

图 1 吸气，躯干向右弯至右腿上方，收缩右腹斜肌，右臂伸直握哑铃于右腿膝关节外侧，同时将左侧哑铃举起至左肩上方。

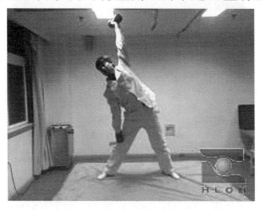

图 1

图 2 呼气，右手向下移动，移至右脚跟外侧，触碰至瑜伽垫上。

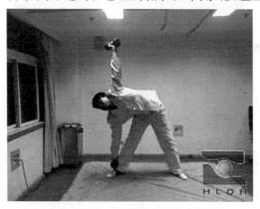

图 2

组图动作完成后，向左弯曲换另一侧，重复组图动作。

注意事项：

初级训练者要依据自身柔韧度，酌情练习。

**第 5 组**

主要锻炼部位：臀大肌、臀中肌、腘绳肌、股四头肌、背阔肌、斜方肌、胸大肌、腹斜肌。

锻炼方法：

图 1 起始位，左脚向前迈出一步，弯曲左膝，使左大腿与瑜伽垫

平行,右腿用力、伸直。两手放低两个哑铃至左脚两侧的瑜伽垫上,与肩同宽。右脚跟抬离瑜伽垫,脚趾指向前方。

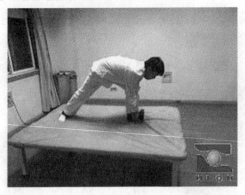

图1

图2 吸气,向上提举右侧哑铃至腋窝,使其高于背部。

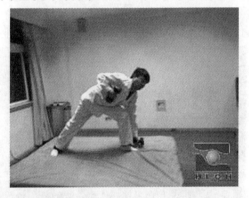

图2

图3 呼气,下压右侧哑铃至起始位(也可将左膝跪于瑜伽垫上)。

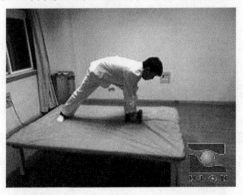

图3

图 4 和图 5 吸气,向左侧转动躯干,然后,向右侧转动躯干。

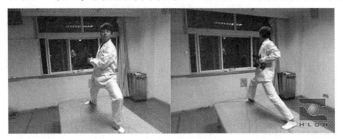

图 4　　　　　　　　　　　　　　　　　图 5

图 6 双手各握一个哑铃,置于左大腿上,挺直躯干,左膝弯曲,与左脚呈 90°角,左大腿与地面平行。双臂位于腰部前方,将哑铃交叉握于手中。

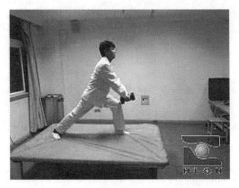

图 6

图 7 吸气,沿身体前方的中线,向上提举哑铃,到头顶位置时,向后拉伸双臂。呼气,沿着身体的中线,从头顶将哑铃向下拉回。手臂在运动的过程中要保持伸直的状态。左右交替进行。

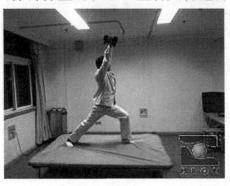

图 7

注意事项：

保持核心部位肌群收紧。

**第6组**

主要锻炼部位：耻骨肌、长收肌、大收肌、短收肌、股薄肌、股直肌、股中肌、股外侧肌、股内侧肌。

锻炼方法：

图1吸气，向前伸直左小腿，左脚向上回勾，使脚趾朝上。呼气放松，持续5～10秒。

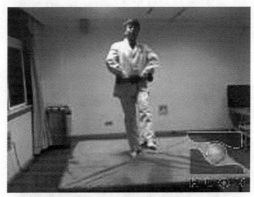

图1

图2吸气，向后侧弯曲左小腿，脚尖绷直，指向瑜伽垫。呼气放松，持续5～10秒。注意换另一侧，重复组图训练。

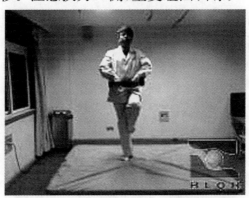

图2

注意事项：

保持髋关节中立。

## 第7组

主要锻炼部位:阔筋膜张肌、缝匠肌、臀大肌、臀中肌、臀小肌、股方肌、闭孔内肌、闭孔外肌、背阔肌、斜方肌、菱形肌、胸大肌。

锻炼方法:

图1弯曲左膝,左脚脚跟置于右膝下部右小腿前侧,向下滑至右侧脚踝部直至脚趾勾住右脚脚踝。同时重心向下坐,充分锻炼臀大肌与右腿。躯干保持直立,臀部摆正,核心区域肌肉用力。两手握哑铃于胸前,使哑铃头并拢。

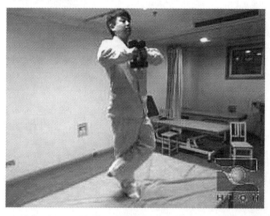

图1

图2呼气,将右侧哑铃提至前额处,左侧哑铃拉至头一侧。在整个过程中,保持横轴,而且与瑜伽垫垂直。动作完成后,交换另一侧手臂。

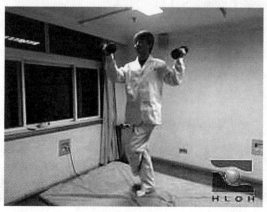

图2

图 3 吸气,掌心向下,将两侧手臂回收至胸部。

图 4 呼气,向前举两个哑铃,保持哑铃处在与肩同高的位置。

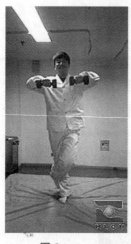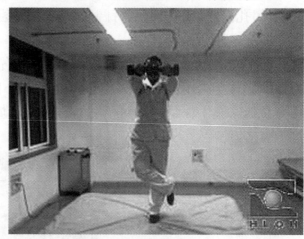

图 3                        图 4

图 5 吸气,右手掌心向下,左肘用力后拉,回拉左侧哑铃至胸前;呼气,左肘再前推与右肘平行。

图 6 换右肘时重复此动作。整套动作后恢复至图 1,换另一侧腿重复组图动作。

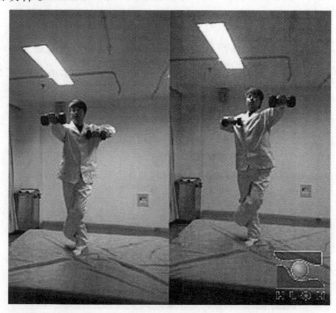

图 5                        图 6

注意事项：

练习过程中注意保持身体的平衡。

**第8组**

主要锻炼部位：腹直肌、腹横肌、腰方肌、竖直肌、股四头肌、腘绳肌。

锻炼方法：

图1起始位，坐在瑜伽垫上，双膝弯曲，双脚脚跟踩在瑜伽垫上。两臂伸直，双手各握一个哑铃至双膝两侧。背部挺直，向下向后放松肩膀。

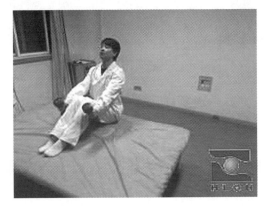

图1

图2吸气，将一只脚抬离瑜伽垫，随后呼气，将另一只脚也抬离瑜伽垫，双脚并在一起，使小腿与瑜伽垫基本平行。目光注视脚趾，保持呼吸2次。

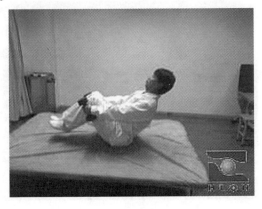

图2

图 3 吸气,向上伸直双腿,利用腹部力量,保持躯干平衡。绷直脚尖,股四头肌用力。

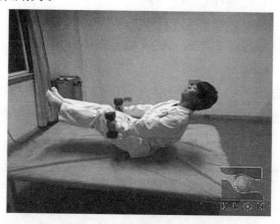

图 3

注意事项:

注意小腿保持并拢及身体平衡。

**第 9 组**

主要锻炼部位:肩胛提肌、菱形肌、背阔肌、上后锯肌、下后锯肌、竖脊肌、腘绳肌、股四头肌。

锻炼方法:

图 1 吸气,将右脚与左侧哑铃抬离瑜伽垫,向后伸直右腿,使右腿与右髋处在同一直线上,脚尖绷直。向前平伸左侧哑铃,与肩同高。

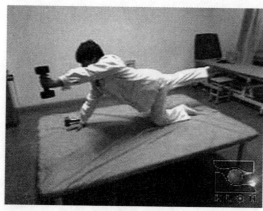

图 1

图 2,左臂伸直向外侧伸展并绷直左臂,吸气,向后侧直伸右腿,右腿与右髋同高呈直线。呼气放松。

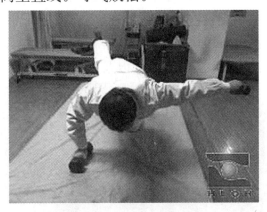

图 2

图 3,右臂伸直向外侧伸展并绷直右臂,吸气,向左侧直伸左腿,左腿与左髋同高呈直线。呼气放松。

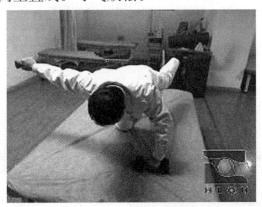

图 3

注意事项:保持核心部位肌肉收紧。

## 9 PNF 拉伸练习(本体感觉神经肌肉促进疗法)

### PNF 拉伸臀大肌

练习部位:臀大肌。

练习方法:

(1)牵伸者取仰卧位,抬起右腿,小腿自然弯曲。

（2）助练者站在牵伸者右侧，左手握住牵伸者大小腿折叠处，右手扶住牵伸者踝关节处，指导牵伸者大腿用力向前上方运动，使臀大肌等长收缩。左右交替进行。

练习组数：动作重复练习2～3次，每次等长收缩10秒。

注意事项：动作过程保持臀部以及上体贴近地面。

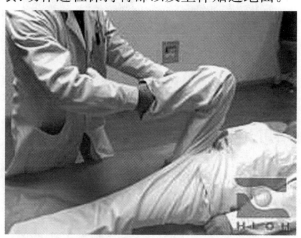

## PNF 拉伸梨状肌

练习部位：梨状肌。

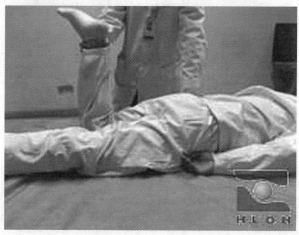

练习方法：

（1）牵伸者俯卧位，下肢外旋的同时，保持髋关节平放在地面。

（2）助练者站在牵伸者左侧，右手扶住牵伸者踝关节，左手放在髋关节处，牵伸者把腿压过身体中线，确保膝关节内侧无痛情况下梨状肌收缩。

（3）等长收缩后，牵伸者放松身体，吸气时下肢保持起始姿势，呼气时牵伸者下肢外旋加深梨状肌牵伸幅度。左右交替进行。

练习组数：动作重复练习 2～3 次，每次等长收缩 10 秒。

注意事项：动作过程中髋关节保持贴近地面。

### PNF 拉伸股四头肌

练习部位：股四头肌。

练习方法：

（1）牵伸者取俯卧位，左小腿微曲。助练者站在牵伸者左侧，左手扶住牵伸者大腿中部，右手握住踝关节。

（2）助练者用力向前按压，在此过程中保持大腿不离开地面，使股四头肌等长收缩。左右交替进行。

练习组数：动作重复练习 2～3 次，每次等长收缩 10 秒。

注意事项：在拉伸过程中牵伸者保持身体放松，大腿贴近地面。

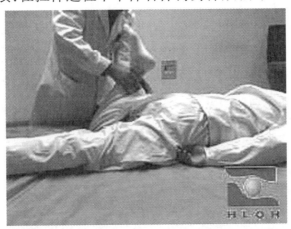

### PNF 拉伸臀中肌、臀小肌

练习部位：臀中肌、臀小肌。

练习方法：

（1）牵伸者取俯卧姿，左腿后伸抬高，助练者站在左侧后方，左手握住牵引者膝关节后外侧，右上臂抱住小腿。

（2）牵伸者用力向外侧扩伸，在此过程中，助练者给予一定阻力。左右交替进行。

练习组数:动作重复练习 2～3 次,每次等长收缩 10 秒。

注意事项:动作过程牵伸者注意保持大腿用力外展。

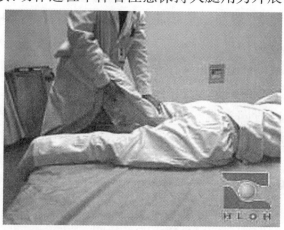

### PNF 拉伸半腱肌、半膜肌、肱二头肌

练习部位:半腱肌、半膜肌、肱二头肌

练习方法:

(1)牵伸者取仰卧位,抬高右腿,保持膝关节伸直,助练者左手扶住膝关节处,右手握住脚底部位。

(2)指导牵伸者缓慢地将其足跟向地面方向下压,使股后肌群等长收缩。左右交替进行。

练习组数:动作重复练习 2～3 次,每次等长收缩 10 秒。

注意事项:过程中保持膝关节伸直,臀部紧贴地面。

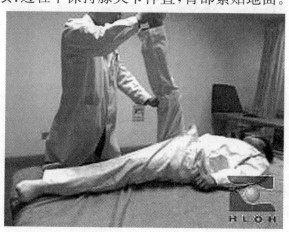

练习手段:俯身直腿拉弹力带后踢。

练习方法:俯身于地面,两腿伸直并拢,将弹力带一端套在一侧腿的脚踝处,直腿向后上方踢,左右交替进行。

练习组数:训练 3 组,每组 20 次。

注意事项:后蹬腿伸直。

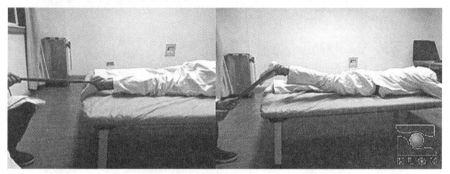

练习手段:两腿拉弹力带弓步。

练习方法:两脚开立与肩同宽,将弹力带套于两膝之间,一侧腿向前做弓步姿势,左右腿交替进行。

练习组数:训练 3 组,每组 20 次。

注意事项:左右腿收紧。

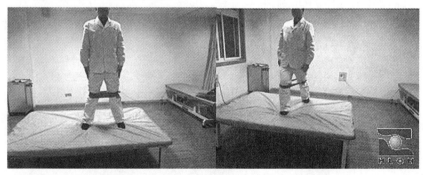

练习手段:仰卧弹力带侧摆腿。

练习方法:仰卧于地面,右腿伸直上举于地面呈 90°,将弹力绷带一端套在脚踝处,右腿向左侧摆腿。左右腿交替进行。

练习组数：训练 3 组，每组 20 次。

注意事项：大腿上举伸直收紧，髋关节保持中立。

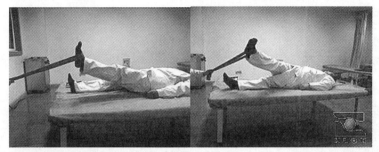

练习手段：单手拉弹力带前跳。

练习方法：两脚开立与肩同宽，一侧手臂叉腰，另一侧手臂屈肘握紧弹力带于头侧，保持此姿势向正前方跳出。左右交替进行。

练习组数：训练 3 组，每组 20 次。

注意事项：胸、腹、大腿收紧。

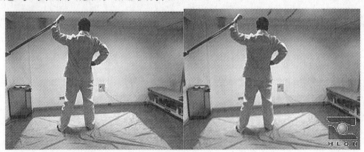

练习手段：弹力带侧跳。

练习方法：双脚开立与肩同宽，两手叉腰，上体挺直，将弹力带一端固定于膝关节处，向一侧跳出。左右交替进行。

练习组数：训练 3 组，每组 20 次。

注意事项：腹部、臀部、大腿收紧。

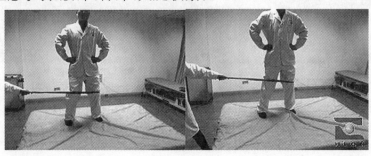

**锻炼部位:髂腰肌**

练习手段:仰卧瑞士球向上踢腿。

练习方法:仰卧,背部压在瑞士球上,两脚开立与肩同宽,保持大腿与上体在同一水平面上,一侧腿伸直向上踢。

练习组数:训练 3 组,每组 20 次。

注意事项:保持髋部中立,腰部收紧。

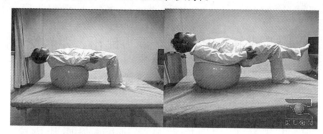

**锻炼部位:臀大肌、股二头肌**

练习手段:肘撑瑞士球后踢腿。

练习方法:俯卧,两臂屈肘支撑于瑞士球上,两腿伸直并拢,背部挺直,一侧腿伸直后踢。左右腿交替进行。

练习组数:训练 3 组,每组 20 次。

注意事项:腰、臀收紧,后踢腿伸直。

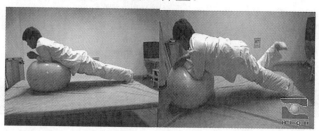

**锻炼部位:臀中肌、臀小肌**

练习手段:两腿夹瑞士球转髋。

练习方法:两腿夹瑞士球仰卧于地面,两腿伸直上举瑞士球,向一侧转髋。

练习组数:训练 3 组,每组 20 次。

注意事项：两腿伸直，臀部收紧，转髋使两腿伸直。

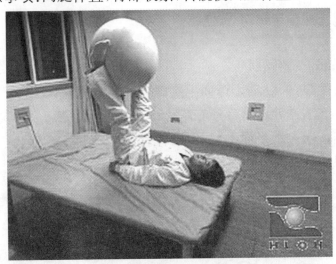

**锻炼部位：梨状肌、闭孔内肌、闭孔外肌**

练习手段：俯卧单腿压球侧踢腿。

练习方法：两臂伸直与肩同宽支撑地面，两腿并拢支撑于瑞士球上，一侧腿伸直向一侧踢。左右腿交替进行。

练习组数：训练3组，每组20次。

注意事项：身体始终在一条直线上，臀、胸、腰收紧。

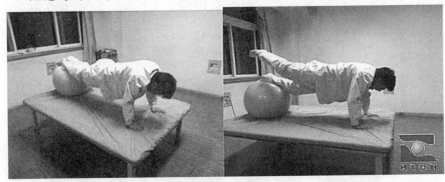

**锻炼部位：股方肌**

练习手段：肘撑瑞士球后踢腿。

练习方法：屈肘支撑于瑞士球上，一侧腿伸直支撑，另一侧向侧后方踢腿。左右腿交替进行。

练习组数：训练3组，每组20次。

注意事项:两腿始终伸直,臀部收紧。

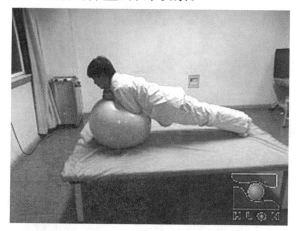

**锻炼部位:缝匠肌**

练习手段:背撑瑞士球内踢腿。

练习方法:背部挺直支撑于瑞士球上,两脚开立与肩同宽,膝关节弯曲,保持大腿与上体在同一水平面上,一侧腿膝关节弯曲向内侧做踢腿动作。左右腿交替进行。

练习组数:训练 3 组,每组 20 次。

注意事项:保持身体稳定性。

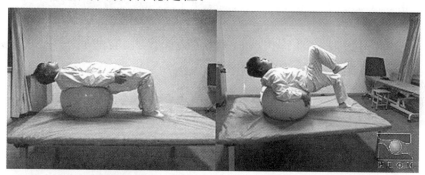

**锻炼部位:股四头肌**

练习手段:肘撑瑞士球屈腿向后踢。

练习方法:俯卧,两臂屈肘支撑于瑞士球上,背部挺直,一侧腿伸直支撑于地面,另一侧腿膝关节弯曲,向后踢腿。左右腿交替进行。

练习组数:训练 3 组,每组 20 次。

注意事项:保持身体稳定性。腿部收紧。

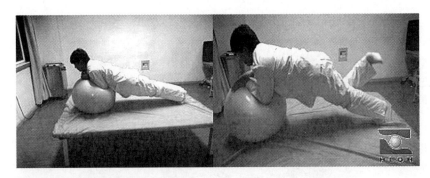

**锻炼部位:半腱肌、半膜肌**

练习手段:脚撑瑞士球向后踢。

练习方法:俯卧,两臂伸直与肩同宽支撑于地面,两腿伸直并支撑于瑞士球上,一侧腿伸直向上踢,左右腿交替进行。

练习组数:训练3组,每组20次。

注意事项:两腿收紧,髋关节保持中立。

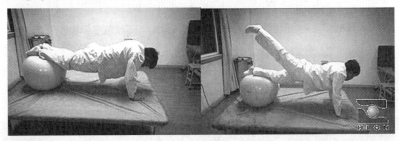

**锻炼部位:耻骨肌、短收肌、大收肌、长收肌、股薄肌**

练习手段:掌撑瑞士球内收腿。

练习方法:俯卧,两臂屈肘支撑于瑞士球上,背部挺直,两腿并拢支撑于地面,一侧腿弯曲向内收。左右腿交替进行。

练习组数:训练3组,每组20次。

注意事项:保持身体稳定,体会大腿发力。

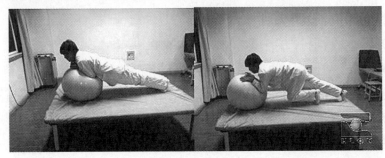

**锻炼部位:臀大肌、股四头肌、股方肌、臀中肌、臀小肌、半腱肌、半膜肌**

练习手段:肘撑瑞士球后踢脚。

练习方法:俯卧,两臂屈肘支撑于瑞士球上,两腿伸直支撑于地面,在两小腿处各固定一个沙袋,一侧腿向后踢腿。左右腿交替进行。

练习组数:训练 3 组,每组 20 次。

注意事项:胸、腹、背收紧,后踢的腿伸直。

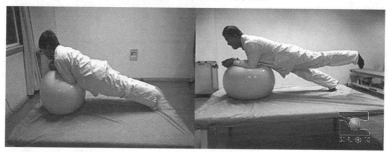

**锻炼部位:梨状肌,闭孔内肌,闭孔外肌**

练习手段:肘撑瑞士球侧踢腿。

练习方法:俯卧,两臂弯曲支撑于瑞士球上,两腿并拢伸直支撑于地面,在小腿处各固定一沙袋,一侧腿向外侧踢腿。左右腿交替进行。

练习组数:训练 3 组,每组 20 次。

注意事项:胸、腹、背收紧,两腿伸直,髋关节固定。

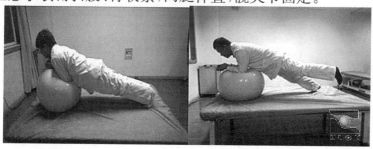

**锻炼部位:缝匠肌、阔筋膜张肌、肌二头肌**

练习手段:背撑瑞士球内踢腿。

练习方法:仰卧,背部压在瑞士球上,两脚开立,与肩同宽,上体与大腿保持在同一水平面上,两手叉腰,在两小腿处各固定一沙袋,一侧腿上举向内侧踢。左右腿交替进行。

练习组数:训练 3 组,每组 20 次。

注意事项:髋部固定,上举腿伸直。

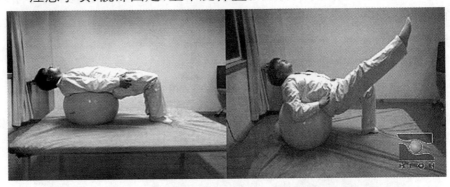

# 附1　类风湿性关节炎

## 1　什么是类风湿性关节炎

类风湿性关节炎(简称 RA),是一种关节内衬的滑膜组织发生炎症反应(滑膜炎)的慢性疾病,可侵犯人体的多个关节,导致关节肿胀、疼痛、僵硬甚至功能丧失。关节的炎症会引起肿胀和疼痛,而且日后会破坏关节内的组织,如软骨、韧带肌腱。

这种疾病开始于关节内的滑膜,滑膜相当于关节的内衬,包绕关节腔形成一个保护性的囊,其中有一些起润滑作用的液体,我们称之为滑液。滑液是由滑膜分泌的,不仅有润滑作用,更为重要的是为关节软骨提供营养和氧。在类风湿性关节炎中,持续的滑膜炎症逐渐破坏软骨中的胶原,关节间隙逐渐变窄,最终破坏到骨。在病情发展过程中,炎症刺激滑膜产生血管翳,会加速软骨中胶原的破坏。血管翳是一种含有很多细小血管的很薄的病态滑膜组织,血管翳会产生多种酶类,破坏周围软骨,扩大破坏区域,吸引更多的炎症白细胞,从而使病情持续发展。这一炎症反应过程不仅会侵犯软骨和骨,而且会损害身体其他的器官。

虽然类风湿性关节炎大多数发生于腕关节和手指关节,但也常常侵犯膝关节和足趾的关节,许多关节都可能发病。类风湿性关节炎常侵犯手部、腕关节,肘关节,足部、踝关节,膝关节和颈部,它常常同时侵犯身体的两侧,而且可能同时侵犯三组以上的关节。有些罕见的病例,类风湿性关节炎甚至可侵犯眼睛、肺、心脏、神经或血管。

除了特殊的关节症状,类风湿性关节炎还可引起全身性的症状,如疲劳、食欲下降、体重减轻以及低热等。

虽然目前还没有办法能够治愈类风湿性关节炎,但一些治疗往往能有效地缓解症状并延缓病情的进展。这些治疗包括药物治疗、改变生活方式和手术治疗。

青少年类风湿关节炎是一种发生于少儿的类风湿性关节炎,骨性关节炎是另一种类型的关节炎,常常被用来与类风湿性关节炎进行比较。虽然它们有一些相似之处,但有各自不同的症状,治疗当然也不相同。

## 2 骨性关节炎与类风湿性关节炎有什么不同

骨性关节炎(OA)和类风湿性关节炎(RA)是两种不同类型的关节炎。虽然它们在某些特征上有些相似,但症状和治疗方法均不相同,因此,正确的诊断是非常重要的。从以下几个方面可以鉴别骨性关节炎和类风湿性关节炎:

(1)发病的年龄。骨性关节炎多在中老年时发病,而类风湿性关节炎多在年轻时发病。

(2)关节的症状。骨性关节炎的关节有疼痛,可能有压痛,轻度肿胀或没有肿胀。类风湿性关节炎的关节有发热、肿胀和疼痛。

(3)发病的方式。骨性关节炎常常开始于身体的一侧,也可能会波及另一侧。症状逐渐开始出现,往往仅限于一组关节,通常是手指、髋关节、膝关节或脊柱。而类风湿性关节炎常常对称性地发生于双侧大、小关节,如双手,或双侧腕关节。

(4)晨僵的延续时间。骨性关节炎的晨僵最多不超过 30 分钟。而类风湿性关节炎的晨僵至少 1 个小时以上。

(5)全身症状。骨性关节炎患者一般没有全身症状。而类风湿性关节炎患者常常会有疲劳感和不适感。

**3　类风湿性关节炎的分类标准是什么**

我们采用的分类标准是美国风湿病学会修订的类风湿性关节炎的分类标准。只要符合 7 项标准中的 4 项，即可诊断为类风湿性关节炎，其中的 1～4 项必须是存在了至少 6 周以上。

（1）在获得最大的改善之前，晨僵至少持续 1 小时。

（2）以下的关节当中，在身体的任意一侧有 3 个以上的关节发病：指间关节、掌指关节、腕关节、肘关节、膝关节、踝关节或跖趾关节（脚趾与足相连的关节）。

（3）手部关节有关节炎，特别是腕关节、掌指关节，或指间关节。

（4）指间关节、掌指关节和腕关节或跖趾关节中身体两侧的同一关节呈对称性肿胀，或者双侧不同的关节肿胀。

（5）骨突起的部位有皮下结节。

（6）类风湿因子检查呈阳性。

（7）X 线检查显示患病关节周围有骨质疏松现象。

**4　类风湿性关节炎会有哪些症状**

类风湿性关节炎的症状有：

（1）关节疼痛、肿胀、发热、压痛。通常是对称性侵犯身体两侧的同一关节，双侧的同一关节对称性发病，特别是双手、双腕、双肘、双肩、双膝和双足。类风湿性关节炎的症状可持续数年，关节的肿胀和疼痛会持续 6 周以上。关节疼痛往往是对称性的，但有一侧相对较重，一般习惯用右手的人右侧关节疼痛较重，而左撇子左侧疼痛较重。骨性关节炎患者指尖可能有症状，而类风湿性关节炎的肿痛一般都发生在手指中间的关节，往往还伴有发热感，甚至在局部可以摸到小疙瘩。

（2）关节僵硬。类风湿性关节炎的主要症状是持续 1 个小时以上的晨僵。关节僵硬往往在早晨起床时或长时间坐着后站起时发生，可至少持续 60 分钟，甚至长达数小时。即使活动一会儿，还是觉得发僵,直到完全放松之后,才会好一些。而骨性关节炎的僵硬一般不会超过半个小时。

(3)皮下结节。1/3 的类风湿性关节炎患者都有皮下结节,小者如豌豆,大者如樟脑丸,常见于肘关节、手指、脊柱和小腿。这些结节或肿块是由于小血管的炎症反应所引起的,在整个疾病过程当中都可能出现,一般不痛。如果皮下结节位于受力较大的部位,如踝关节,偶尔也会出现疼痛、破溃甚至发生感染。类风湿性脉管炎偶尔也会有皮下结节,这是一种侵犯肺、肾或其气管内血管的疾病。

(4)全身症状。部分患者会有疲劳,浑身不适,发热,食欲下降和体重下降等全身性症状,有些患者会有类似感冒的症状。

(5)手和腕关节畸形。

(6)关节积液。关节内可能出现积液,特别是踝关节和膝关节。偶尔膝关节后面的关节囊也会积液,形成我们所说的腘窝囊肿,伸直膝关节时会引起膝关节后面或小腿后面的疼痛。

(7)颈部症状(疼痛、僵硬不适)。

(8)其他器官受累。有少量的严重病例,类风湿性关节炎还可引起心、肺、皮肤、血管、神经和眼睛的损害,有的会出现鼻骨破坏、鼻梁塌陷的情况。

## 5 类风湿性关节炎患者就诊时医生会问您什么问题?做哪些检查

询问病史和物理检查是诊断和治疗之前必要的常规。医生首先会询问您的病史:

症状出现了多长时间?有没有规律?

有没有类风湿疾病的家族史?

有没有其他的全身症状如疲劳、体重下降、发热等?这些症状对您的日常生活和工作有什么影响?

除了全身性检查以外,医生还会通过观察、触摸和活动您的关节来进行物理检查,物理检查的结果应该包括:

肿胀程度、皮肤温度和压痛点;

关节内是否有积液；

关节活动度；

有几个关节患病；

是否有类风湿结节；

医生会根据病史和检查结果综合分析后做出诊断，一般类风湿性关节炎会引起关节疼痛、肿胀和发热，而且常常对称性发病，即两侧的同一关节同时发病。

## 6　怀疑为类风湿性关节炎时应该做哪些检查

（1）验血。包括类风湿因子、血沉、C-反应蛋白、血红蛋白、血细胞比容和抗核抗体等项目。

（2）X线检查。由于X线片不能显示软组织影像，因此一般情况下对类风湿性关节炎早期诊断并没有什么帮助。然而，运用一种叫作"双重能量X线吸收仪"的技术，能够发现类风湿性关节炎早期阶段（发病后2～27个月）的骨丢失情况。希望这种技术能够准确地诊断类风湿性关节炎，使患者能够得到早期而合理的治疗。

（3）关节液分析。

（4）基因检测。具有HLA Ⅱ族基因因子的人就应该怀疑患有类风湿性关节炎，而且病情可能更加严重。基因检测效率较高，遗憾的是尚未普及。

## 7　什么是类风湿因子？类风湿因子检测对类风湿性关节炎有何意义

类风湿因子是血液中的一种蛋白质，其水平可显示炎症性疾病的存在。类风湿性关节炎患者的关节滑膜内存在着一些抗体，类风湿因子检测是一种血液检查，就是检测类风湿因子这种特殊的抗体。因此类风湿因子检测有时用于评估炎症性疾病，有助于诊断类风湿性关节炎和其他的疾病，如系统性红斑狼疮。

虽然其他一些疾病的血液学检查也可能发现类风湿因子，类风湿因子也并不总是类风湿性关节炎的特异性指标,但有 80% 的类风湿性关节炎患者血液学检查类风湿因子呈阳性。如果双侧关节疼痛的患者验血发现有类风湿因子,就很可能是类风湿性关节炎,而且有 70% 以上的可能会在两年内出现关节的损害。

类风湿因子的水平低表明有另一种炎症性疾病,如系统性红斑狼疮、硬皮病、Sjogren 综合征、感染及其他的自身免疫性疾病。类风湿因子的水平越低,类风湿性关节炎的可能性就越小。

因为检测有可能出现失误,因此不能把类风湿因子作为诊断类风湿性关节炎的唯一依据,还要看是否有类风湿性关节炎的症状和体征。

## 8 什么是血沉?查血沉有什么意义

血沉是红细胞血沉降率的简称,英文缩写 ESR。血沉是类风湿性关节炎的化验指标之一,血沉越高,就说明炎症反应越显著。

血沉增高也可见于其他疾病,然而从感染到炎症甚至肿瘤,检查血沉并非是为了诊断,而是帮助确定疾病的严重程度。

## 9 什么是C-反应蛋白?查C-反应蛋白有什么意义

C-反应蛋白(CRP)是一种由肝脏产生的物质,当身体内存在炎症时,C-反应蛋白的水平就会上升。C-反应蛋白的指标升高,说明有活跃的炎症反应存在。

C-反应蛋白的检测有助于评价治疗效果。然而,在评估类风湿性关节炎的严重程度时,关节疼痛、压痛和关节肿胀这些特征更为重要。

## 10 全血计数(CBC)对类风湿性关节炎有何意义

全血计数就是抽取血样后对红细胞和白细胞进行计数。全血计数有助于确定疾病的类型。血红蛋白和血细胞比容是测试红细胞的量,用于明确类风湿性关节炎患者是否有贫血。

类风湿性关节炎患者,或者其他的慢性患者,往往红细胞水平较低(贫血)。红细胞水平可随着炎症而降低,贫血也可能与服用非甾体消炎药刺激胃肠道引发的出血有关。

白细胞是对抗感染的,患病时白细胞水平往往正常或略有升高,一些治疗类风湿性关节炎的药物可使白细胞水平下降。

## 11　抗核抗体检测对类风湿性关节炎有何意义

抗核抗体检测是一种血液检查,用于检测血液当中细胞的中心结构(细胞核)是否有特殊的抗体(一种特殊的蛋白质)存在。这种检测,可用于评估炎症性疾病,对排除某些疾病也是非常重要的。抗核抗体试验可用于系统性红斑狼疮的诊断,当诊断不明确时,抗核抗体试验有助于鉴别系统性红斑狼疮和类风湿性关节炎。

许多药物如抗惊厥药、氯丙嗪、肼屈嗪、甲基多巴和普鲁卡因酰胺等,还有一些疾病如肝病和肺病,以及感染都会使抗核抗体试验结果呈阳性。

## 12　关节液分析对类风湿性关节炎有何意义

关节液分析就是用注射器刺入关节腔抽取关节液进行化验分析。可用于较大的关节,如膝关节、肩关节、体关节、肘关节、腕关节或踝关节,常用于检测痛风结晶或明显的感染。

通过检测骨液中存在的细胞数量和类型,分析关节肿胀和疼痛的原因,白细胞计数越高,关节内有炎症的可能性就越大。由于要通过关节穿刺来抽取滑液,潜在的危险包括关节感染,出血,关节组织的损伤以及加重关节的疼痛。

## 13　类风湿性关节炎的诊断依据是什么

类风湿性关节炎有时难以明确诊断,许多其他疾病与其相似,而且其症状呈隐匿性发展,发生关节疼痛后的几个月之内验血和拍片检查的结果都可能是正常的。关节疼痛可以是许多不同的关节疾病共同的早期症状,类风湿性关节炎的关节疼痛症状往往发展较慢,时间从数周至数月不等。在关节症状出现之前,可能会有疲劳、体重下降和低热等。

诊断是以一套类风湿性关节炎的分类标准为基础,没有一项单独的化验检查可以诊断类风湿性关节炎。通过询问用药史和物理检查可以明确关节疼痛的原因,症状的特点和性质对于诊断是非常重要的。诊断类风湿性关节炎必须以典型症状为基础,排除与其他症状相似的疾病。

早期诊断和早期治疗有助于阻止对关节的破坏。在治疗前后均应观察症状,化验检查监测病情的进展,并随时调整治疗方案。判断病情进展和治疗效果的指标是关节疼痛、压痛和肿胀的程度。

可以利用 X 线检查、全血计数、血沉、尿液分析、C－反应蛋白、类风湿因子、抗核抗体、关节液分析及人类白细胞抗原等检查来评估症状,排除其他问题,观察疗效。其他的一些检查用于评估病情的进展情况和药物治疗的副作用,如肾功能检查、酶检查以及血液中特殊蛋白水平的检测。X 线检查可用于观察骨与关节的损害情况。

即使是已经诊断为类风湿性关节炎,明确病情的轻重和发展趋势也是非常重要的,以便合理地治疗。类风湿性关节炎是一种进展性疾病,通过定期检查分析病情变化是非常重要的,可以明确目前的治疗是否有效,是否需要做出调整等。

## 14  有哪些疾病的症状与类风湿性关节炎相似

有许多其他的疾病与类风湿性关节炎类似,有时甚至难以区分,在这里也不可能对这些疾病逐一讨论。许多侵犯关节的遗传性疾病、创伤、感染以及血液循环不良都有可能会引起关节疼痛。最为常见的关节炎就是骨性关节炎,但在几个重要的方面与类风湿性关节炎有所区别。骨性关节炎常见于老年人,而且只有一个或很少的几个关节发病,关节较少发生炎症反应,关节疼痛是逐渐发展的。

当骨性关节炎侵犯全身的多个关节,常常与类风湿性关节炎相混淆。

其他与类风湿性关节炎症状类似的疾病包括:

(1)感染性关节炎:莱姆病、化脓性关节炎、细菌性心内膜炎、分枝杆菌和真菌性关节炎、病毒性关节炎。

(2)感染后或反应性关节炎:肠感染、赖特综合征、风湿热炎症性肠疾病。

(3)斯蒂尔病(系统性幼年型类风湿关节炎)。

(4)系统性风湿病:系统性脉管炎、系统性红斑狼疮。

(5)晶体诱发的关节炎:痛风和假性痛风。

(6)其他疾病:慢性疲劳综合征、丙型肝炎、纤维性肌痛、家族性地中海热、癌症、艾滋病、白血病、皮肤肌炎、川崎病、结节性红斑、多形性红斑、坏疽性脓皮病、脓疱性银屑病。

## 15 类风湿性关节炎的病因

类风湿性关节炎的病因还没有完全搞清楚。遗传因素可能会增加患类风湿性关节炎的危险性,遗传因子的异常可能会影响免疫系统,引起炎症反应并破坏关节内衬的滑膜组织。目前认为细菌、病毒,或某些外来物质可激发这种异常的免疫反应。当这种反应被激发后,免疫系统引发关节内的炎症反应,导致关节内组织受到破坏,先侵犯滑膜组织,最终可破坏软骨和其下方的骨。进展的炎症反应导致滑膜组织增生肥厚,生成一种叫作血管翳的异常组织。随着时间的推移,血管翳会破坏软骨、骨、韧带和肌腱,最终使关节变形。

(1)炎症反应过程。炎症反应过程是一种人体免疫系统抵抗感染和修复创伤的副产品。当人体遭受损伤或感染,免疫系统就会动员血液中的白细胞清除外来的蛋白质,比如病毒。成群的白细胞聚集在损伤或感染的部位,引起炎症反应。在正常情况下,炎症反应过程可以得到控制并有自限性,但在慢性类风湿性关节炎患者身上,某些缺陷很可能是遗传的缺陷,会使这种炎症反应过程继续发展。

(2)遗传因素。虽然已经知道了很多导致类风湿性关节炎的炎症反应过程,研究者们还发现了另外一些会导致这种破坏性自我攻击的因素。一种较为流行的理论是多种因素联合作用触发了类风湿性关节炎,这些因素包括遗传的易感性、异常的自身免疫反应和病毒感染。

(3)感染触发。虽然已经研究了很多细菌和病毒,但没有任何一种单独的生物体被证实是自身免疫反应和损害性炎症的主要激发者。在类风湿性关节炎患者的滑液当中发现,对普通肠内细菌起应答反应的抗体要高于平均水平。一些专家认为,一旦受到其他原发感染的触发,便会刺激免疫系统,使类风湿性关节炎持续发展。

## 16  哪些人容易得类风湿性关节炎

类风湿性关节炎是一种古老的疾病,几千年前的骨骼标本证实很久以前就已经有这种疾病。美国有250万人患有类风湿性关节炎,其中60%以上为女性,我国还没有较准确的统计数字。

目前所知的主要的危险因素可能就是某些人的遗传素质,这种遗传素质会增加他们患类风湿性关节炎的危险性。亲属患有类风湿性关节炎的人发病的危险性较高。异常的遗传因素可影响免疫系统的功能,引起炎症反应,破坏关节内部的滑膜组织。虽然类风湿性关节炎可发生于任何年龄段,但通常始于青年期,发病年龄的高峰在20~45岁。研究提示吸烟、肥胖和输血史也是发病的危险因素。以往有过严重抑郁症的关节炎患者疼痛、功能障碍和疲劳的症状也较为严重。

## 17  类风湿性关节炎的病情发展有什么特点

类风湿性关节炎的病程是无法预知的,但可能是以下3种当中的一种:

(1)有15%~20%的类风湿性关节炎患者,开始出现症状后迅速加重,1年以后又会好转,这种症状反复加重又好转的循环可持续很多年。

（2）有 10％～15％的类风湿性关节炎患者，一次单独发作可突然侵犯 1～2 个关节，这种突然发作可持续 1～2 年，然后又会停止。这种症状是否真是类风湿性关节炎还值得怀疑。

（3）有 65％～70％的类风湿性关节炎患者，病情是一个进展性的或长期的（慢性的）过程。病情进展可快可慢，可侵犯多关节而且不会好转。有少数病例可自行好转，症状和体征消失，这称为完全缓解。相比之下，部分缓解更为常见，一部分缓解，而不是全部症状缓解。一般而言，年轻时即有类风湿性关节炎症状的患者和那些伴有全身症状（疲劳、发热、体重下降）的患者，病情发展会更迅速也更严重。有皮下结节的患者病情进展比其他患者也更为迅速，会严重侵犯关节，X 线片显示很早就会有骨或软骨的破坏。

与类风湿性关节炎有关的疼痛和全身症状可影响机体功能，随着时间的推移，类风湿性关节炎会引起严重的关节破坏，导致关节畸形和日常活动困难。

## 18　类风湿性关节炎与天气和气候有关吗

与一般人所认为的正好相反，生活在温暖的气候环境中并不会必然地减轻关节炎的疼痛。一般来说，无论是寒冷干燥的北方，还是温暖湿润的南方，关节炎的疼痛并没有什么区别。不过，在任何地区，天气的突然变化都可能会使疼痛加重。

## 19　类风湿性关节炎究竟会严重到什么程度

一些专家把类风湿性关节炎分为Ⅰ型和Ⅱ型。Ⅰ型比较少见，最多持续几个月，而且不会留有明显的功能障碍。Ⅱ型类风湿性关节炎是慢性的，持续数年甚至伴随终生，是一种消耗性疾病。

目前类风湿性关节炎的治疗效果日益提高，甚至可以通过充分控制炎症反应来阻止初始阶段的破坏，关键在于及早治疗，一旦出现症状，立即去找医生。必须注意的是，治疗的副作用本身也可能使病情加重。患病的关节发生畸形，即使是普通的工作也难以胜任。根据最近的一项调查,70%的类风湿性关节炎患者认为疾病严重影响了他们的工作和生活。

类风湿性关节炎会引起贫血并影响神经系统。类风湿性关节炎患者患巩膜炎的危险性也特别高,巩膜炎是一种可导致角膜损害的眼睛内的血管炎症。有研究表明类风湿性关节炎与吸烟有关,还有研究提示新近诊断为类风湿性关节炎的患者患肺病的可能性较高,其中可能也有某种关联,实际上吸烟可能会使任何一种疾病加重。类风湿性关节炎与其他的一些血液癌症高度相关,特别是淋巴瘤。免疫系统的变化对淋巴瘤的发病可能起一定的作用,抑制免疫系统的积极治疗可能有助于阻止这种癌症的发展,但还需要更多的研究来揭示这种可能性。类风湿性关节炎患者容易发生感染和胃肠道疾病。虽然Ⅱ型类风湿性关节炎是逐渐发展的,即使不经过治疗,病情进展也会逐渐减缓,症状也会改善。如果出现了骨和韧带的破坏以及其他的畸形,影响会比较持久。骨质疏松常见于绝经期后的妇女,特别是类风湿性关节炎患者。

迄今为止,长期患青少年类风湿性关节炎(JRA)的后果还不明确。虽然青少年类风湿性关节炎在成年以前会经常发作,但有研究表明 25 岁以前诊断为 JRA 的患者比正常人更容易出现疼痛、疲劳和机体功能损害,就业机会也较少。

## 20　如何预防类风湿性关节炎

因为还不知道类风湿性关节炎的确切病因,所以目前还不知道如何预防类风湿性关节炎。不过我们可以做到规律饮食、起居有节、多运动、不生气、保持健康心态,这些习惯对健康还是很有益处的。

## 21　类风湿性关节炎的治疗目标和原则是什么

类风湿性关节炎目前还不能治愈,治疗的目标是减缓或终止炎症反应的过程,减轻症状,延缓病情的进展,使患者能够从事日常的活动,阻止或推迟关节的破坏和畸形。

治疗类风湿性关节炎往往是依靠药物治疗和改变生活方式。类风湿性关节炎患者往往在生活方式上需要一些较为明显的变化，来对抗病情发展的长期性，而且这些变化对患者来说并不太困难。家庭治疗是很重要的，家庭治疗包括计划好休息和活动的时间、功能锻炼、保护关节，以及改变一些日常的活动。

轻度的类风湿性关节炎患者在家里服用非甾体消炎药即可取得较好的效果。而对严重的类风湿性关节炎患者来说，病情进展较为迅速，往往需要早期服用一种或多种抗风湿药（DMARDs）来进行治疗（详见类风湿性关节炎的药物治疗问题）。

当类风湿性关节炎患者的关节出现破坏，而且疼痛较为严重时，可以考虑手术治疗。有几种不同的手术能够改善关节功能，晚期的严重患者可考虑行全关节置换。

## 22　类风湿性关节炎患者如何进行家庭治疗

类风湿性关节炎患者应该适当改变个人的生活方式，可以在家里进行治疗，注意身体，按医嘱服药，以减轻症状并控制病情的进展。症状加重的时候，一定要与医生保持密切的联系。此外，自己在家里要尽量做到以下几点：

（1）休息。

（2）保护关节。

（3）功能锻炼。

（4）合理饮食。

（5）不轻信、不采用未经证实的疗法。

（6）热疗。

## 23　类风湿性关节炎患者何时应到医院就诊

患有类风湿性关节炎的患者，如果出现以下情况，应立即到医院找专科医生就诊。

（1）某个关节或多个关节突然出现无法解释的疼痛和肿胀。

（2）关节疼痛伴有发热和皮疹。

（3）疼痛严重以至于不敢活动关节。关节轻度到中度疼痛持续6周以上，家庭治疗后不见好转。

（4）服用了大剂量的治疗关节炎的药物后出现副作用。注意千万不要超出医嘱写的服药剂量。

（5）还未明确诊断为类风湿性关节炎，但具有与此病相关的症状。

## 24 类风湿性关节炎药物治疗的原则是什么

类风湿性关节炎基本的治疗包括医生的治疗和患者生活方式的改变。许多药物可以用于控制疼痛和延缓病情的进展，但目前没有任何一种药物能够完全治愈类风湿性关节炎，这是因为免疫系统的不同以及许多其他因素会在该病的不同阶段影响病情。大多数药物治疗的目标都是减轻炎症反应，阻止关节的骨和韧带的损害，维持关节活动，尽可能长期避免副作用，并尽可能降低医疗费用。

过去，医生们使用"金字塔"形的途径对类风湿性关节炎患者进行治疗，首先使用效力最低的药物以避免毒副作用，然后逐级使用效力较强的药物直至病情得以控制。

治疗类风湿性关节炎最常用的药物就是非甾体消炎药和抗风湿药物。其中非甾体消炎药是治疗类风湿性关节炎关节疼痛症状的首选药物，也可以将非甾体消炎药和抗风湿药同时使用。对于部分轻度的类风湿性关节炎患者，服用非甾体消炎药是适当而有效的，如果症状缓解，可以续继续服用非甾体消炎药治疗。对某些患者来说，用药一段时间之后，甚至能会发现非甾体消炎药的效果是最好的。

如果服用非甾体消炎药4～6周后仍然无效，关节疼痛严重并伴有关节功能障碍，或者病情进展较快，就使用效力更大的药物。传统上的二线药物是抗风湿药，这类药物比非甾体消炎药更为有效且作用时间更长。早期使用抗风湿药可防止关节的损害。目前常用于治疗类风湿性关节炎的抗风湿药有甲氨蝶呤、抗疟药、金制剂、水杨酸偶氮磺胺吡啶、青霉胺等，四环素族的药物也有助于缓解类风湿关节炎引起的关节组织破坏。来氟米特可用于治疗活动期的类风湿性关节炎。一些抗风湿药要 6 个月才能起作用,而且对某些患者抗风湿药不能充分发挥作用。为了防止病情迅速发展,最好的办法就是在风湿病学家的指导下用药物控制。如果一种抗风湿药无效,联合使用抗风湿药,特别是与甲氨蝶呤合用,可能有效。需要注意的是,许多抗风湿药都有严重的副作用,服用过程中应定期检查血、尿常规。

皮质类固醇或类固醇常常作为三线药使用,因为这些药物可以用于疾病的不同方面。也可以使用效力更强的药物,包括那些抑制免疫系统的药物。免疫抑制剂可减轻关节内的炎症,在抗风湿药完全发挥效用以前,皮质甾类药物也有助于控制症状。但这些药物都具有潜在的严重的毒副作用

后来发现,按照"金字塔途径"治疗的类风湿性关节炎患者中只有 18% 起初得到了缓解,而且缓解超过 3 年的患者还不到 2%,使用作用较弱的非甾体消炎药没有什么作用,而且副作用可以和某些抗风湿药的副作用一样严重。

现在,一般都使用"下阶梯疗法"。在类风湿性关节炎的早期阶段(第一年或第二年)就采用更有攻击性的抗风湿药药物治疗,可以减轻或阻止关节的损害,保留关节功能,而且能够降低医疗费用。医生们原来在用药上比较保守是因为担心抗风湿药可能会有严重的副作用。当然,现在已经证实,在病程的早期服用抗风湿药副作用很小,如果体质较好,机体对抗风湿药的耐受性也较好。

目前许多专家建议,轻度到重度的类风湿性关节炎应该一开始就使用抗风湿药,并可以同时使用非甾体消炎药,或者一开始先用非甾体消炎药,3 个月后症状没有缓解,就立即使用抗风湿药。抗风湿药及时进行攻击性治疗的指征包括进展缓慢,除关节外还侵犯身体其他部位,类风湿因子水平较高以及遗传性标记。所有的该类药物都有潜在的毒副作用,扩大使用直接的攻击性疗法有一定的危险性,对那些轻型的病例来说就是治疗过度,其危害程度可以与治疗不足的重型病例一样。某些因素可能成为反对攻击性治疗的根据,包括男性、高龄、缺乏遗传性标记以及疾病急性发作。早期行攻击性治疗

的类风湿性关节炎中,与淋巴瘤和免疫系统异常的关系还存在着争论。

> ## 25 治疗类风湿性关节炎的主要药物有哪些？各有何特点

(1)非甾体消炎药物。有 2/3 的类风湿性关节炎患者是因为疼痛而求医,最常用于类风湿性关节炎的镇痛药就是非甾体消炎药物。非甾体消炎药有十几种,其中最常用的有阿司匹林、布洛芬、萘普生和酮洛芬,现在又出现了许多新的品种。这些药物能够阻断前列腺素,前列腺素是一种扩张血管并引起炎症反应和疼痛的物质。类风湿性关节炎的关节疼痛和僵硬在夜间逐渐加重,早晨起床时达到高峰。研究表明,服用非甾体消炎药最合适的时间是晚饭以后,早晨醒来时再次服用。吃饭时服用非甾体消炎药可以减轻胃部不适感,尽管这样会使镇痛效果推迟。

如果长期服用,所有的非甾体消炎药都有可能损害胃的黏膜层,并引起溃疡和胃肠道出血,而且可能会推迟胃的排空,干扰其他药物的作用。相比骨性关节炎而言,非甾体消炎药引发的胃肠道出血对类风湿性关节炎患者更加危险。一项研究报告,长期服用非甾体消炎药的类风湿性关节炎患者有 15％出现了胃肠道副作用,其中大约 2％需要住院治疗。老年人的危险性更大,年纪较轻的不吸烟的成年人对非甾体消炎药的适应性要好一些。胃肠道出血和溃疡可以出现在任何时候,可以有症状,也可以没有症状。患者服用非甾体消炎药期间都有胃肠道出血的危险性,甚至在停药之后,这种危险性还会持续 1 年。

含有布洛芬的胶剂(扶他林乳胶剂)可用于缓解关节疼痛,而且引发胃肠道副作用的危险性较低。

必须注意,对类风湿性关节炎患者来说,不能消炎的强效镇痛药实际上会引起额外的损害。如果疼痛被抑制了而炎症并没有被抑制的话,关节活动会释放更多的破坏骨和韧带的酶类,加剧炎症反应。对乙酰胺基酚(扑热息痛等)就不是消炎剂,其他的强效消抗炎镇痛药还包括盐酸丙氧酚、镇痛新、可待因和哌替啶。

(2)COX－2抑制剂。新近上市的药物塞莱西布(西乐葆)是COX－2抑制剂。详细叙述见骨性关节炎的药物治疗部分。

(3)抗风湿药。抗风湿药除了能够延缓类风湿性关节炎的进展以外,并无其他特殊之处。抗风湿药一般作为二线药物使用,这些药物之间也有许多不同,过去常常用于治疗其他疾病,后来发现它们对类风湿性关节炎有效才用于治疗类风湿性关节炎。这类药物中最常用的包括甲氨蝶呤、羟氯奎、水杨酸偶氮磺胺吡啶和金制剂。研究表明这些药物能够显著地延缓类风湿性关节炎造成的关节的长期损害和畸形,而且有些专家认为对许多类风湿性关节炎患者应该早期使用这种药物。

不幸的是,这类药物在服用较长的时间之后会失去效力,而且所有的这类药物都会产生胃肠道的副作用,长期使用之后甚至会出现罕见的严重反应。因此,大多数患者服用这类药物不应超过2～5年。当然,也有些患者服用这些药物出现的副作用比长期服用抗风湿药的副作用还要少。目前看来,甲氨蝶呤长期服用的效果最佳,但如果单独使用甲氨蝶呤有可能会丧失效力,甲氨蝶呤与其他药物联合使用能够延长治疗效果。

1)甲氨蝶呤。甲氨蝶呤作为一种消炎剂是目前最常用的抗风湿药,具有广泛的抗免疫系统的作用,特别是用于严重的病例。它的作用时间比其他药物要快,在几周内即可起效。最常见的副作用有恶心、呕吐、腹泻和口疮。甲氨蝶呤的毒副作用比其他的抗风湿药要少,但是对某些患者来说,毒副作用虽然较少,却比较严重,包括肾脏和肝脏的损害,骨质疏松、感染的危险性增加,特别是带状疱疹和肺炎。

2)羟氯奎。羟氯奎起初用于预防疟疾,现在也用于轻度的进展缓慢的关节炎,能够缓解疼痛,改善关节活动,副作用在抗风湿药中也最少,但患者必须服药3～6个月才能达到较好的效果。羟氯奎并不能延缓病情的进展,研究提示两年之后关节的破坏要比从未服用过抗风湿药的更加严重。与其他药物相比,服用羟氯奎后可能更多地出现轻度的头痛和眼部的问题,最严重的副作用是视网膜的损害,但在服药剂量较低的患者当中非常少见,而且及时治疗后能够恢复。

一些专家主张 60 岁以上的服用羟氯奎的患者应该每 6 个月就做一次眼科检查。与所有的抗风湿药一样,胃肠道副作用比较常见,羟氯奎还会加重牛皮癣,并且可能有增加新生儿缺陷的危险。

3)水杨酸偶氮磺胺吡啶。水杨酸偶氮磺胺吡啶从 1930 年开始用于治疗类风湿性关节炎,但当金盐疗法出现之后,其使用日渐减少,主要用于治疗结肠炎。然而最近使用水杨酸偶氮磺胺吡啶治疗类风湿性关节炎又重新流行起来,服用水杨酸偶氮磺胺吡啶 4 周之内即可缓解症状。一些研究发现,水杨酸偶氮磺胺吡啶可以与金制剂和青霉胺一样有效,严重的副作用也比较少。副作用主要是胃肠道的问题,包裹外衣的剂型可能有助于减轻胃肠道的反应。其他的副作用包括皮肤斑疹、对阳光过敏,以及较为少见的肺部的问题。此外,患有肠道或尿道梗阻以及对磺胺类或水杨酸类药物过敏的患者,不应该服用水杨酸偶氮磺胺吡啶。

4)金制剂。金制剂可以是金诺芬(瑞得)口服或者注射。所谓金疗法,就是使用硫代苹果酸金钠或硫代葡萄糖金治疗类风湿性关节炎。口服剂型副作用较小但效果比较差,口服金盐可以引起皮肤斑疹、口疮和干燥综合征,大约 50% 口服金盐的患者会有腹泻,但可以通过减少剂量或服用大块剂型来预防。一项大规模的研究发现,短期内注射金盐的毒性反应是所有抗风湿药中最大的,但长期观察却表明其毒性反应最小。使用注射剂型的患者当中有大约 20% 可能出现皮肤的反应和点膜溃疡。金盐注射剂最严重的副作用是肾脏损害和白细胞计数降低。虽然一些医生喜欢把金盐注射剂作为日常药物使用,但也有许多医生对它的使用还有疑问,特别是对严重的病例。因此金盐主要用于轻度的进展较慢的病例。对孕妇以及有心、肾、肝、皮肤和血液病的患者使用这种疗法应该极其慎重。有趣的是,英国的一项研究提出,戴金戒指能够延缓手指关节类风湿性关节炎的发展。

5)青霉胺。青霉胺可能要服用 1 年才能有效地缓解类风湿性关节炎,而且其应用正日渐减少。多半的患者因为副作用而停药,青霉胺会引起与金盐相似的胃肠道副作用。此外它可能会使患者感觉口中有金属的味道甚至完全没有味觉。其他的副作用包括肌肉炎症、皮肤青紫以及发热,严重的副作用包括肾和肺的损害。

6)来氟米特。来氟米特是近十几年来最新的抗风湿药物,它能够抑制自身免疫抗体,减轻炎症反应。研究表明它缓解症状的效果可能好于甲氨蝶呤,而且会减缓类风湿性关节炎的进展。副作用包括恶心、腹泻、脱发、皮肤斑疹,可能还有肝脏损害。动物实验证实有新生儿缺陷的危险,因此孕妇忌用。

（4）免疫抑制剂。为了治疗非常严重而活跃的类风湿性关节炎,医生们目前使用三线药物来抑制患者体内的免疫反应。这类药物包括环孢霉素、硫唑嘌呤、环磷酰胺以及苯丁酸氮芥(瘤可宁)。这些药物都有潜在的毒副作用,只有在其他药物无效时才应该使用。这些药物当中硫唑嘌呤是最常用的,常见的副作用有胃肠道不适、皮肤斑疹、口疮和贫血。应该经常检查血细胞计数,以观察是否有贫血及更为严重的血液疾病。

（5）皮质类固醇。口服的皮质类固醇如泼尼松龙和泼尼松能够迅速控制炎症反应和疼痛,因此在患者服用非甾体消炎药出现严重问题时,医生往往把皮质类固醇作为治疗的首选。皮质类固醇,服用两年,能够明显延缓关节的破坏,但长期使用类固醇可能会有严重的副作用。一些研究发现长期服用皮质类固醇的患者,病死率是其他类风湿性关节炎患者的 2 倍,也可能是因为使用这种药物的患者本身病情就很严重。近期的研究表明,长期服用低剂量的类固醇有效,而且没有长期大剂量服用类固醇所带来的严重的副作用。

如果只有一个或几个关节患病,有时直接将皮质类固醇注射到关节内来控制炎症。专家建议每年注射不要超过 3～4 次。关节内注射类固醇是治疗青少年类风湿性关节炎安全而有效的方法,并且减少了口服药物的需求。对某些患有严重的青少年类风湿的少儿,可以通过静脉输入环磷酰胺和甲泼尼松龙获得良好的效果。

长期使用皮质类固醇的副作用包括体重增加、高血压、易感染、毛细血管脆弱、粉刺、头发过度生长、白内障、青光眼、糖尿病、肌肉萎缩、动脉硬化加速(动脉粥样硬化)、月经不调、易怒、失眠以及精神病。类固醇似乎会引起骨形成细胞的早熟死亡,并减慢它们的替换过程,骨质疏松和骨的破坏是长期用药后特别严重的副作用。长期用药还可能影响脑细胞,引起记忆丧失。某些副作用如低血糖、浮肿和高血压可以通过治疗来控制。对于骨的丢失,美国风湿病学会建议患者每天摄入 1 500 毫克维生素 D 也是有益的。能够防止骨质疏松的药物包括甲状旁腺激素、羟乙二磷酸盐,或者用于老年妇女的激素替代疗法。

使用皮质类固醇治疗时发生的感染应该及时治疗,应该注意预防感冒和肺炎。长期使用类固醇药物会抑制肾上腺正常分泌自然的类固醇激素。停药之后,这种肾上腺抑制还会持续一段时间,有时将近 1 年才能重新恢复分泌类固醇的能力。服用或吸入类固醇偶尔会引起严重的肾上腺机能不全,甚至会导致个别病例死亡,在应激反应期间这种危险性会增高。因此患者应该与医生讨论如何预防肾上腺机能不全的问题,特别是在应激反应期间。

(6)生物反应调节剂。生物反应调节剂就是干扰类风湿性关节炎自身免疫反应的药物。最令人感兴趣的是遗传工程药物,这些药物能够控制免疫因子,如细胞因子,特别是肿瘤坏死因子(TNF)和某些白细胞介素,它们在类风湿性关节炎的破坏过程中都起着非常重要的作用。新近研制的遗传工程药物,能够中和肿瘤坏死因子,使 80% 以上的患者疼痛得到控制,而这些患者当中有许多人对标准的药物治疗无效或者没有反应。将这种药物与甲氨蝶呤联合使用对一些患者有良好的效果,而且几乎没有副作用。迄今为止,这类药物唯一明显的副作用就是注射部位的疼痛,其实大部分遗传工程药物都有这个问题。这种药物似乎对青少年类风湿性关节炎也是安全而有效的,但还需要长期的研究来观察其效果和副作用。

## 26  类风湿性关节炎是否需要手术治疗

对于那些关节疼痛、功能障碍和畸形严重,药物治疗和物理治疗无效的类风湿性关节炎患者,应该考虑手术治疗,以缓解疼痛,改善关节功能,使患者能够进行一些基本的日常活动,如洗澡、穿衣、吃饭等。

不得不说的是,即使做了手术,类风湿性关节炎可能还会继续发展,正常的关节功能也不可能完全恢复。对那些较为严重的患者来说,可以考虑行人工关节置换。

常用于治疗严重的类风湿性关节炎患者的手术方法有：

(1)关节镜手术。治疗类风湿性关节炎最常用的手术方法是关节镜手术。关节镜下将引起疼痛和炎症反应的骨、软骨碎屑清除，刨削炎性滑膜组织，能够显著地减轻症状，延缓病情的发展。虽然关节镜手术并不能使病情逆转，但其良好的效果可以维持相当长的一段时间。当然，效果和维持时间还要取决于个人具体病情。

(2)滑膜切除术。滑膜切除术也是一种治疗类风湿性关节炎的传统手术方法，即切除关节内有炎症的滑膜组织，保留韧带和其他结构，能够改善关节功能，并延缓病情的发展。不过目前滑膜切除术可以在关节镜下完成，创伤小，恢复快，无须切开关节。

(3)关节置换术。全关节置换术用于类风湿性关节炎和用于骨性关节炎的目的是不同的。这种手术用于只有1～2个关节患有骨性关节炎的患者，往往能恢复近乎正常的活动，然而对类风湿性关节炎患者却并非如此。类风湿性关节炎往往侵犯多个关节，特别是那些需要进行许多日常活动的小关节，而显然不可能将所有发病的关节都进行置换。手术治疗都能缓解关节的疼痛和功能障碍，恢复患者完成日常活动所需的关节活动度，但极少恢复到正常关节的水平。

(4)干细胞移植。这是一种目前正在研究当中的手术方法，干细胞是成熟细胞的早期形式，特别是血液细胞。研究者们将捐献的造血干细胞进行移植，能够生成不同的血液细胞，缓解严重的青少年类风湿性关节炎。这种方法的效果和危险性还需要更多的研究。

## 27　哪些患者适合做滑膜切除术

滑膜切除术适用于关节有轻微的骨或软骨破坏，药物治疗不能缓解疼痛的患者。如果经过6～12个月的药物治疗，包括使用抗风湿药，仍然有较明显的疼痛，可以考虑行滑膜切除术。

## 28　滑膜切除术效果如何

滑膜切除术可以减轻肿胀，减缓炎症对软骨和骨的侵蚀，缓解疼痛。

滑膜切除术并不能治愈类风湿性关节炎,但至少能够在一段时间内缓解症状。滑膜切除术通常能改善关节活动,至少有一半患者术后屈膝功能会有明显的改善。如果在疾病的早期即行滑膜切除术,效果会更好。但是如果骨和软骨已经被严重侵蚀,滑膜切除术的效果不好;如果术前即有严重的屈膝受限,滑膜切除术所起的作用也是有限的。

### 29 滑膜切除术有危险吗

滑膜切除术的危险性也就是一般的手术风险,如麻醉意外、感染及关节内出血等。还有可能出现的问题是术后发生关节强直,或者关节内的炎症复发。

### 30 中医治疗类风湿性关节炎效果如何

中医认为类风湿性关节炎属"痹证"的范畴,称为厉节风或鹤膝风。正确地辨证施治,可取得良好的效果。有些中成药的效果也不错,如益肾蠲痹丸等。单味药也有一定的疗效,如中药雷公藤已经广泛地用于类风湿性关节炎的治疗,甚至国外也有不少患者服用。但治疗类风湿性关节炎的某些单味药有一定的毒性,目前已经引起重视。

### 31 有没有治疗类风湿性关节炎的新办法

目前正在研究一种治疗严重的类风湿性关节炎的方法,特别是对那些病程持续数年,侵犯多个关节,而且其他治疗无效的病例。这种方法就是使用一种特殊的设备过滤患者的血液,能够从患者的血液中机械性地清除炎症抗体,这一过程叫作血浆分离置换法。

具体方法是,首先通过一根导管将身体里的血液抽出,然后血液经过一根涂有蛋白质 A 外衣的柱子,这种蛋白质 A 外衣能够束缚抗体,随后再把血液输回体内。这一过程大约需要两个半小时,每周1次,共12周。

研究表明,这种方法能使1/3～1/2的非常严重的类风湿性关节炎患者的病情得到改善,虽然也有一些副作用。目前这种治疗仅用于那些病程长、症状重,而且其他治疗无效的类风湿性关节炎患者。

这种治疗的副作用可能包括贫血、疲劳感、血压下降和恶心。几乎所有接受这种治疗的患者都会经历暂时的关节疼痛,患者也有可能因为抽血的导管而发生感染。

## 32 类风湿性关节炎患者应如何进行功能锻炼

类风湿性关节炎患者应该适当锻炼,同时注意保护关节。保持休息和锻炼之间的平衡非常重要,也就是我们经常说的劳逸结合。

休息能够减轻炎症反应,而锻炼能够减轻关节的僵硬和无力,即使每天锻炼半个小时也是好的。锻炼的目的是保持关节的活动度,增强肌肉的力量和耐力,改善全身健康状况。

刚开始练习一些比较容易完成的功能锻炼,比如直腿抬高和关节伸展练习。然后,逐渐试着做一些难一点的练习,比如利用健身器械锻炼肌肉的力量。再往下可以进行有氧锻炼,比如散步、游泳、打太极拳或跳交谊舞。

类风湿性关节炎患者应该避免去做那些剧烈的运动,如跑步、爬山和滑冰等。如果锻炼引起剧烈的疼痛,必须立即停止锻炼。

## 33 类风湿性关节炎患者发作期是否应坚持功能锻炼

在类风湿性关节炎急性发作期间,应以休息为主,每天只进行一次关节活动度练习即可,以尽可能保持最大的关节活动度。在此期间与医生联系,按照医生的意见进行治疗和调整。

## 34 类风湿性关节炎患者在饮食方面应该注意哪些问题

大多数类风湿性关节炎患者在饮食方面当与常人无异,但还是应该注意一点,例如,茄属植物番茄、马铃薯、青椒和茄子会使关节炎加重。尽量不吃含添加剂、防腐剂的食品,少饮酒。

研究表明素食者关节疼痛的程度较轻,而喜欢吃肉类、奶制品和动物内脏的患者在减少了脂肪的摄入量之后,疼痛也会减轻。奇怪的是有5％的类风湿性关节炎患者在喝完牛奶后症状会加重,但这并不能说明牛奶不好。

应该知道炎症反应过程中蛋白质会大量丢失,研究证明大量补充蛋白质对关节有保护作用。如果患者不宜吃肉,可以吃鱼或富含植物蛋白的食物,如豆腐等豆制品。有趣的是,近来的动物研究提示,食用豆制品能够缓解疼痛。

另外,某些脂肪可能是比较重要的,研究发现黑葡萄干、樱草花籽油和深海鱼油能够改善类风湿性关节炎的症状。这些油类中含有一种叫作γ-亚麻酸的多不饱和脂肪酸,这种物质能够阻止细胞因子和前列腺素的释放,而我们已经知道这两种物质在类风湿性关节炎的发展过程中起着非常重要的作用。研究发现摄入大剂量γ-亚麻酸的患者症状会有明显的改善。但从商店买来的食品,比如风靡一时的深海鱼油,根本就不可能提供这么大的剂量,而且应该明白,任何大剂量的活性物质都可能产生副作用,安全而有效的脂肪酸剂量究竟应该是多少,尚需要进一步的研究。目前已经知道,大量补充深海鱼油会有毒副作用。鱼本身是一种健康食品,有与深海鱼油类似的好处,但实际上研究发现,类风湿性关节炎患者1周之内吃鱼若超过2次,就可能有轻微的病情加重的危险。

目前还没有科学依据证明有哪一种食物会引起类风湿性关节炎,但类风湿性关节炎的发生可能与其辅助物质的缺乏有关。类风湿性关节炎患者可能缺乏叶酸。医生应该为患者检查一些相关的指标,以明确是否需要补充某些营养物质。

# 附 2  其他类型的关节炎

## 1  什么是膝关节渗出性滑膜炎

滑膜是膝关节内一层光滑的、润滑性的衬垫,滑膜分泌的润滑液有助于膝关节自由活动,防止关节面之间互相摩擦。滑膜的炎症刺激滑液过量分泌,并积聚在膝关节内,也称为渗出性滑膜炎。渗出性滑膜炎往往是膝关节损伤或胶原病的并发症,如痛风或类风湿性关节炎。

## 2  膝关节渗出性滑膜炎有哪些症状

(1)膝关节疼痛(有时)。

(2)髌骨周围肌肉紧张。

(3)如果炎症来源是感染或关节性疾病,如痛风,而不是运动损伤,膝关节会有红肿。

## 3  哪些原因可引发渗出性滑膜炎

(1)膝关节任何部分的单次或反复损伤。

(2)细菌性感染(往往是淋病奈瑟菌)。

(3)代谢紊乱,如痛风或类风湿性关节炎的急性发作。

## 4　哪些因素会增加患渗出性滑膜炎的可能性

（1）参加对抗性运动，如足球、篮球等。

（2）膝关节反复受伤。

（3）膝关节周围肌肉力量较差，使膝关节较易受伤。

（4）有痛风、类风湿性关节炎，骨性关节炎或其他炎症性关节疾病的病史。

（5）维生素矿物质缺乏，受伤后较易出现并发症。

## 5　膝关节渗出性滑膜炎可能会出现哪些并发症

（1）如果过早开始活动，会延长恢复的时间。

（2）膝关节有反复受伤的倾向。

（3）滑膜炎反复发作会导致膝关节不稳或关节炎。

（4）慢性滑膜炎。

## 6　膝关节渗出性滑膜炎预后如何

膝关节渗出性滑膜炎通常可通过冷、热敷和关节腔内注射皮质类固醇在 2～4 周之内完全治愈。然而，膝关节即使受到很小的损伤，渗出性滑膜炎也会常常复发。

## 7　如何预防膝关节渗出性滑膜炎

（1）有规律地参加运动，锻炼膝关节周围的肌肉力量，在练习或比赛前充分热身。

（2）在参加对抗性运动时穿戴护膝。

## 8 如何治疗膝关节渗出性滑膜炎

（1）服从医生的治疗，如从膝关节内抽出积液。由于大部分渗出性滑膜炎是由膝关节某一部分的损伤引起，因此治疗原发性损伤与治疗渗出同样重要。

（2）物理治疗。

（3）抽出积液后用弹力绷带包扎膝关节。

（4）经常冷敷和热敷。

（5）有条件的话，坚持旋涡浴治疗。

（6）轻柔的按摩有助于减轻疼痛和肿胀。

（7）服用非甾类抗炎镇痛药物，关节腔内注射皮质类固醇，消除疼痛和炎症。

（8）中药对渗出性滑膜炎有效。

（9）如果没有疼痛，治疗期间可继续惯常的活动，但在运动时一定要用护膝和弹力绷带保护膝关节。如果有疼痛，则应减少活动，直至疼痛消失。

（10）疼痛消失后即开始日常的康复训练。

（11）功能锻炼前冰敷 10 分钟左右。

## 9 什么是化脓性关节炎

化脓性关节炎也叫感染性关节炎或脓毒性关节炎，是一种由感染引起的关节内炎症，也是少数几种能够治愈的关节炎之一。化脓性关节炎可发生于任何关节，但最常见于大的关节，如髋关节，或比较容易受伤的关节，如膝关节和手部的关节。

## 10 化脓性关节炎有什么症状和体征

（1）寒战和发热，有时体温还升高。

（2）患病的关节红、肿、热、痛（往往是跳痛），有压痛。活动关节时疼痛加重,有时疼痛可波及其他关节。

## 11 化脓性关节炎是怎么引起的

化脓性关节炎是由于细菌(链球菌、葡萄球菌、淋病奈瑟菌、嗜血杆菌、结核杆菌)或真菌入侵关节引起的。

## 12 引起关节感染的细菌是从哪来的

引起关节感染的细菌来源包括:
(1)身体其他部位的感染,如淋病和结核病。
(2)关节附近的感染,如皮肤上的蜂窝织炎或骨的感染。
(3)关节的创伤,包括刺伤和皮肤擦伤。

## 13 哪些因素会增加关节感染的机会

增加关节感染机会的因素包括:
(1)年龄超过 60 岁。
(2)身体抵抗力降低。
(3)性传播感染。
(4)糖尿病、类风湿性关节炎或肝疾病。
(5)使用免疫抑制剂。
(6)关节手术或关节穿刺注射。
(7)过量饮酒。
(8)吸毒,特别是注射针剂。
(9)卫生条件差。
(10)人工关节。

## 14 如何预防关节感染

(1)在有可能受伤的活动过程中,注意保护暴露的关节,如膝关节。

（2）用速效药物治疗身体其他部位的感染。

（3）不要染上性传播疾病。

## 15  化脓性关节炎的诊断依据是什么

（1）症状。

（2）病史和医生的物理检查。

（3）化验检查，如血细胞计数、血液培养和关节培养。

（4）患病关节的 X 线检查。

除此之外，需要特别强调一点，在服用阿司匹林或其他消炎药物治疗其他疾病时，可能会抑制关节炎症的征象，从而延误诊断。

## 16  化脓性关节炎如何治疗

（1）住院治疗，完全休息。

（2）静脉内滴注抗生素。未经医生许可，不要擅自停用抗生素，要知道症状消失后感染也可能复发。

（3）切开引流，清除经伤口进入的外来异物。

（4）短期内可使用麻醉性镇痛药缓解疼痛。

（5）用夹板或石膏固定感染的关节，此时关节活动会影响恢复。

（6）感染治愈后进行物理治疗以恢复关节功能，逐渐恢复活动。

## 17  化脓性关节炎可能会有哪些并发症

化脓性关节炎的及时诊断非常重要，如果误诊为痛风或其他的非感染性疾病，就会耽误使用抗生素治疗，从而引起血液中毒（败血症）或永久性的关节破坏。

## 18　化脓性关节炎的预后如何

只要早期诊断早期治疗,化脓性关节炎通常能够治愈。恢复需要几周或几个月的时间。如果延误了治疗,会导致严重的关节损坏,丧失关节功能,最终只能行关节置换。

## 19　什么是痛风性关节炎

尿酸过多而引起的疾病。这种尿酸过多可以在数年之内都不引起症状,但往往最终会引起疼痛性的关节炎症(痛风性关节炎)。

痛风性关节炎最常见的初起部位是脚掌和大脚趾之间的跖趾关节,习惯上把该关节的疼痛性关节炎症称为痛风。随后,痛风常常侵犯足部和下肢的其他关节,包括膝关节,而较少侵犯上肢和手部。大部分痛风患者均为中年男性,只有5%的痛风发生于女性。

痛风会导致痛风石的形成。痛风石是尿酸结晶沉积在皮下形成的块状物,痛风石常常位于耳朵的外缘、肘关节附近、手指和脚趾,以及跟腱周围。此外,痛风还会引起肾结石。

## 20　痛风性关节炎是怎样发生的

痛风的发生常常是因为血液循环中的尿酸过多所致。如果体内产生的尿酸过多,或者肾脏不能排泄足够的尿酸,就可能发生痛风,而后者是大多数病例的病因,即肾脏对尿酸的排泄不足。有少数患者,即使他们的尿酸水平正常,也会发生痛风性关节炎。

如果您有某种罕见的遗传缺陷,您的体内可能会产生过多的尿酸;如果患有癌症或某种类型的红细胞病症,也可能会发生尿酸的生产过剩。此外,过量饮酒和食用高嘌呤含量的食物(如动物内脏和海鲜)也会使体内产生过量的尿酸。

如果痛风是由于肾脏排泄尿酸的能力下降所致,那么很难肯定排泄减少的原因是什么。虽然尿酸排泄减少是痛风最为常见的原因,但对这一问题的了解还十分有限,特殊的肾脏缺陷引发痛风的问题也还不太清楚。

某些情况会引起尿酸水平过高,如脱水。使用利尿剂会使尿酸水平增高。其他的一些药物也会影响血液中尿酸的水平。因此,对自己平时服用的药物心中有数是非常重要的,无论是处方药还是非处方药。

## 21　痛风性关节炎有哪些症状

一些人的尿酸水平偏高数年,却从来没有任何症状。尿酸水平较高的人当中只有10%～20%会突然出现症状,一次只有一个关节发病,关节疼痛剧烈,并伴有红肿。关节炎症往往发生在痛风石和肾结石出现之前。关节炎的突然发作有时与物理性疾病、创伤或饮酒过量有关。

除非暴露或是排出,痛风石不会引起任何症状,一般都没有疼痛,但是,与它们的位置有关,有的痛风石可能会限制关节的活动。尿酸结石的症状与其他的肾结石症状相似,可能引起腹痛,有时会有恶心、呕吐、发热或血尿。

## 22　如何诊断痛风性关节炎

如果大脚趾关节出现炎症,血液中的尿酸水平较高,关节的炎症对秋水仙素(秋水仙素是一种消炎药物,只对痛风性关节炎有效)敏感,医生就会怀疑是痛风。若要明确诊断,医生会从发病的关节中抽取关节液标本送到化验室检查,如果关节液中有尿酸结晶,说明肯定患有痛风。

## 23　如何治疗痛风性关节炎

由于尿酸水平较高的人当中只有一部分会出现症状,因此在出现症状之前,并不是每个人都需要治疗。只有在特殊的情况下,比如有痛风性关节炎家族史或肾结石,即使没有任何症状,也可能需要按痛风来进行治疗。

如果有症状,治疗的首要目标是痛风性关节炎或肾结石,次要目标是通过控制尿酸水平来防止复发。关节炎症的治疗包括使用消炎药物,如秋水仙素或吲哚美辛(消炎痛),有时也可以使用皮质类固醇药物,如泼尼松。这些药物有时要每天服用,以防止痛风性关节炎的复发。

如果痛风性关节炎转为慢性(经常复发),可增加 1～2 种药物,如别嘌呤醇和羧苯磺胺(丙磺舒),防止尿酸沉积损害关节。

中药治疗痛风性关节炎有一定效果,如萆薢草苏泽兰饮(萆薢 15克,泽兰 12 克,草果 9 克,苏木 15 克,薏苡仁 12 克,苍术 10 克,茯苓15 克,甘草 9 克,水煎当茶饮。一日一剂)对未形成痛风结石的痛风性关节炎有效。

## 24 如何预防痛风性关节炎

目前还没有确定的方法能够预防痛风,然而可以听取以下的建议,减少尿酸水平升高的可能性。

(1)低嘌呤饮食。嘌呤含量较高的食物有动物内脏(如肝脏、肾脏、胰脏或胸腺)、鱼子、虾、沙丁鱼和干豆等。

(2)不要过量饮酒,每天含乙醇饮料的摄入量不要超过 85 克。

(3)大量喝水。

## 25 什么是牛皮癣性关节炎

牛皮癣性关节炎是指伴有指甲附近和皮肤牛皮癣的关节炎症。牛皮癣性关节炎可发生于身体的任何关节,但最多见于手指的关节和脊柱的下腰部及颈椎关节。受累的关节有时离患牛皮癣的部位很近,甚至包括头皮、腋下和腹股沟。牛皮癣性关节炎往往在 30～35岁出现,而且会间歇性地持续一生。

## 26 牛皮癣性关节炎的病因是什么？如何预防

牛皮癣性关节炎的具体病因尚不能肯定,但与遗传因素、链球菌感染引起的免疫反应以及身体或精神的创伤有关。有类风湿性关节炎或牛皮癣家族史的人较常人更易患牛皮癣性关节炎,链球菌感染引起的牛皮癣性关节炎较少见。

由于不清楚该病病因到底是什么,目前对牛皮癣性关节炎还没有特别的预防措施。对有链球菌感染的患者来说,应该合理使用抗生素治疗。

## 27 牛皮癣性关节炎有哪些

牛皮癣性关节炎一般有受累关节的疼痛、肿胀,活动受限,压痛及发热感,此外还有鳞屑样皮肤、凹凸不平、指甲发黄,有时会有疲劳感和发热等全身症状。

## 28 怀疑是牛皮癣性关节炎时应做哪些检查

(1)注意发现自身的症状表现。
(2)向医生诉说病情并由医生对您进行物理检查。
(3)验血检查类风湿因子和抗核抗体(ANA)。
(4)拍 X 线片。

## 29 如何治疗牛皮癣性关节炎

牛皮癣性关节炎的治疗主要目的是控制皮肤的损害和关节的炎症。应该说目前还没有能够根治牛皮癣性关节炎的办法,牛皮癣性关节炎会反复发作,但通过积极的治疗,其症状能够得到缓解和控制。医学文献也报告过少数病例自行痊愈,目前医学上还无法解释这一现象。随着对其病因的深入研究,可能在不久的将来能找到根治这种顽症的办法。

牛皮癣性关节炎患者一定要遵从医生的意见进行治疗，一般治疗措施包括以下几种：

(1)用夹板或支具固定发病的关节。

(2)对疼痛的关节进行热敷，如果热敷无效，就改用冷敷加压，超声波或透热法等理疗措施也有效。

(3)定期、适度地晒太阳。

(4)PUVA疗法，高强度紫外线照射结合药物补骨脂素对皮肤症状有效。

(5)服用药物控制关节的炎症反应，如阿司匹林、扶他林等，必要时关节腔内注射曲安缩松，有时还可服用甲氨蝶呤等免疫抑制剂。

(6)在发作期使发病的关节多休息，缓解后再恢复日常活动，晴天时可增加户外活动。

(7)饮食方面并没有特殊要求，不需要忌口。

# 附 3　其他的问题

## 1　什么是腘窝囊肿

腘窝囊肿也叫 Baker 囊肿，是由关节液（滑液）在膝关节后方的腱鞘内积聚造成的。

儿童的腘窝囊肿一般没有疼痛，只是在膝关节完全伸直时膝关节后方肿胀较为明显。成年人的腘窝囊肿也没有疼痛，膝关节后方肿胀，感觉上像一个装满水的气球，囊肿较大时可引起不适或僵硬感，但一般情况下没有症状。X 线检查可见腘窝处有一个球形的软组织阴影，穿刺可抽出黏稠的液体。

腘窝囊肿通常在几年之后会自行消失，也没有什么严重的并发症，因此也没有必要治疗。除非反复发作，影响关节活动，经久不愈，或者囊肿巨大，有疼痛症状者，才需要考虑手术治疗。穿刺抽吸能减小囊肿的体积，但囊肿往往会复发。

## 2　什么是膝关节内游离体

膝关节内游离体也叫"关节鼠"，这是一种比较形象的说法，指游离体在关节内可以像老鼠一样蹿来蹿去。

膝关节内游离体是从正常位置上脱落的软骨碎片，它的来源有好几种，最常见的有两种：一种是反复的微小创伤造成软骨的磨损和撕裂；另一种是由于某一次特殊的比较大的创伤造成软骨骨折的结果。

膝关节内游离体会引起疼痛、关节无力和肿胀等症状,特别是会使关节突然"卡住"或"别住",即所谓的关节交锁,需活动活动膝关节,待其位置发生变化,"解锁"后才能继续活动。

如果膝关节内有游离体存在,而且有症状,就应该及早将游离体取出。打个比方,膝关节内有游离体就像眼睛里进了沙子一样,会让人很不舒服。如果不将其取出,时间长了还会将正常的软骨磨坏。

目前膝关节内游离体摘除一般都在关节镜下施行。

### 3 什么是剥脱性骨软骨炎

剥脱性骨软骨炎起因于关节面下的骨组织某个区域失去血液供应,常见于膝关节。可由小动脉的轻微堵塞、不明确的损伤或破坏覆盖软骨的细微骨折所引起,导致骨组织缺血性坏死(缺乏血液供应导致的退变)。受累的骨组织及其上方覆盖的关节软骨逐渐剥脱并引起疼痛,最终可发展成骨性关节炎。

该病常常自行发生于喜好运动的青少年或年轻人。数个关节受累,或者是数个家庭成员都有剥脱性骨软骨炎的表现,说明该病可能有一定的遗传性。

### 4 剥脱性骨软骨炎有什么症状?如何诊断

如果不能自行愈合,软骨最终从病变的骨组织分离,在膝关节内形成游离体,引起关节交锁、无力和锐性的疼痛。X线检查、磁共振检查或大节镜检查能明确软骨的情况,均可用于剥脱性骨软骨炎的诊断。

### 5 如何治疗剥脱性骨软骨炎

如果软骨碎片还没有剥脱,必须充分休息,青少年2～3个月后可愈合。也可手术治疗,用细克针或螺钉将其固定于原位,刺激形成新的血液供应。如果软骨碎片已经游离,将洞腔刮至新鲜的骨组织,填入一个骨移植块并将软骨碎片固定于该位置。无法修补的软骨碎片应该摘除,在洞腔钻孔或刨刮以刺激新的软骨生长。目前已经在研究用软骨细胞移植和其他组织植入来治疗这种疾病。

## 6　膝关节滑膜皱襞综合征有什么症状

滑膜皱襞综合征的主要症状就是疼痛,膝关节屈曲时也可能会有弹响。这是由于增厚的皱襞与内侧股骨髁发生摩擦所致。

患者还可能有膝关节的肿胀、交锁和无力。如果滑膜皱襞受到的刺激特别严重,可能整个膝关节部会肿起来。

在皱襞所在的局部往往会有压痛,有经验的医生甚至能感觉到异常滑膜皱襞形成的纤维样条索。

## 7　如何诊断滑膜皱襞综合征

由于症状与其他一些膝关节疾病的症状相似,滑膜皱襞综合征常常被误诊。因此必须在排除其他症状相似的疾病的基础上,才能正确诊断。

诊断的前提是病史和物理检查,物理检查可以发现疼痛的位置,以及是否能感觉到条索样结构。

X线片上找不到滑膜皱襞,拍X线片主要是为了排除其他的一些膝关节的问题。如果通过病史和物理检查还不能明确诊断,或者除了滑膜皱襞综合征还怀疑有其他的损伤,可以考虑磁共振(MAI)检查,磁共振检查最大的优势就在于明确软组织的病变。如果物理检查后考虑是滑膜皱襞综合征,医生会建议您做关节镜手术,不仅能证实诊断,而且能同时进行有效的治疗。

## 8　膝关节滑膜皱襞综合征如何治疗

大多数滑膜皱襞综合征即使不做手术也会好转,治疗的目标是减轻甚至于消除滑膜的炎症和滑膜皱襞的增厚。

（1）减少活动量，使膝关节得到充分的休息。

（2）膝关节局部冰敷，冰敷有助于减轻局部的肿胀和炎症反应。一般每月至少冰敷 2 次，每次 20 分钟，直到觉得局部麻木为止。

（3）用弹力绷带加压包扎膝关节，并坚持增强肌肉力量的训练。

（4）可服用消炎镇痛药物（如芬必得、扶他林等）来抑制滑膜皱襞的炎症反应。

（5）往关节腔内注射消炎镇痛药物，如康宁克通－A，能够迅速缓解滑膜皱襞周围的炎症反应。但不要频繁注射而且绝对不能感染。

（6）如果以上这些保守治疗措施在 3 个月内还不能减轻症状，就需要考虑手术治疗。滑膜皱襞综合征的手术治疗非常简单，可在关节镜下或手术切除滑膜皱襞。目前一般都在关节镜下施行，将病变的滑膜皱襞切除即可。手术后的康复也很快，几天后就可以走路。

## 9　什么是不安腿综合征

不安腿综合征，是一种原因不明的疾病，所谓"不安腿"是指患者总是觉得腿上有不舒服的感觉，如虫爬感、麻刺感、牵拉感或疼痛感。

这些不舒服的感觉通常出现在小腿，但也可能出现在从大腿到踝关节的任何区域。有的人是一条腿有症状，有的人两条腿都有症状，有些人甚至上肢也会有这些不舒服的感觉。当躺着或者坐着的时候，往往就会出现症状，而且症状持续的时间比较长，比如坐在桌边、坐车、看电视或看电影时常常觉得腿不舒服。当这些不好的感觉出现后，患者总是忍不住要活动活动腿部。通常活动腿部、走路、按摩或弯腿能够缓解症状，会觉得舒服一些。

一般不安腿综合征的症状在放松的时候加重，而活动之后会减轻。劳累一天之后容易出现症状，晚上睡觉的时候比早晨起床的时候更重。患者晚上难以入睡，总要来回走动，或做一些其他的活动来缓解腿部不舒服的感觉，常常要到深夜甚至清晨才能入睡，而白天总是犯困。症状的严重程度每天都不一样，每年也不一样，有些患者并不觉得有什么大问题,但症状经常反复,而其他的患者可能每天都有严重的症状出现。

许多不安腿综合征的患者还患有一种与睡眠有关的疾病,叫睡眠中周期性肢体活动症,简称 PLMS。睡眠中周期性肢体活动症的表现是在睡眠过程中腿部不由自主地伸屈活动,每次持续 10～60 秒,有些人一个晚上甚至可以发作几百次,使自己醒来,也干扰了家人的睡眠。患有不安腿综合征和睡眠中周期性肢体活动症的患者常常难以入睡,即使入睡也睡不好,而白天却很想睡觉,严重地影响工作、生活和娱乐活动。

## 10  不安腿综合征有哪些特点

不安腿综合征的常见症状:

(1)腿部有虫爬、麻刺、牵拉或疼痛等不舒服的感觉。

(2)走路、伸屈膝关节、按摩或洗澡可以缓解这些不舒服的感觉。

(3)长时间躺着或坐着腿部就会出现不舒服的感觉。

(4)晚上症状会加重并且持续一整夜。

其他可能出现的症状:

(1)睡着时不自主的腿部活动。

(2)难以入睡,睡眠质量差。

(3)白天想睡觉或觉得疲劳。

(4)常规医学检查不能解释腿部不舒服的原因。

(5)家人也有类似的症状。

## 11  不安腿综合征的病因是什么

虽然目前对不安腿综合征的病因还不太清楚,但可能与以下的一些因素有关:

(1)家族史。有些家庭不止一个成员患有此病,父母可能会把不安腿综合征遗传给孩子。

(2)怀孕。一些妇女在怀孕期间会出现不安腿综合征,特别是在临产前几个月,但生完孩子后往往症状就会消失。

(3)缺铁或贫血。缺铁或贫血的人比较容易患不安腿综合征,一旦缺铁或贫血得以纠正,症状就会改善。

(4)慢性疾病。肾功能衰竭往往容易导致不安腿综合征,其他的慢性疾病如糖尿病、类风湿性关节炎及周围神经疾病可能也与不安腿综合征有关。

(5)咖啡因。减少咖啡因的摄入可以改善不安腿综合征的症状。

## 12　什么人容易得不安腿综合征

男性和女性都有可能患不安腿综合征,症状可以在任何时候出现,但在老年人中常见,也更严重。而少年儿童若出现不安腿综合征的症状,有时医生可能会认为是生长痛或多动症。

## 13　医生如何诊断不安腿综合征

目前还没有任何实验室检查(化验)能够诊断不安腿综合征,而且当不安腿综合征患者去医院看病的时候,医生往往检查不出任何异常,因此只能根据患者自己对症状的描述来进行诊断。

医生可能会问您家人有什么病,您自己以前得过什么病,现在有什么病等。医生还会对您进行物理检查和神经学检查,排除其他的疾病,如神经损伤或血管异常。化验检查也必不可少,判断您的全身状况并排除贫血。

对某些患者,医生会建议他们的家人整夜观察其睡眠情况,以确定他是否有睡眠中周期性肢体活动症或其他的睡眠问题。大多数的不安腿综合征患者在常规医学检查中都不会发现什么问题,除非观察其睡眠状况。

## 14　如何治疗不安腿综合征

对轻度的不安腿综合征患者,有些活动,如洗热水澡、按摩腿部、热敷或冷敷、锻炼和戒除咖啡都有助于减轻症状。对比较严重的患者来说,某些药物可能能够控制症状,但不幸的是,还没有一种药物对所有的不安腿综合征患者都有效。

由于身体健康条件不同,症状的严重程度也不同,患者对药物的反应也不同。一开始发现有效的药物可能晚上服用就没有效果了,因此,可能有必要交替服用不同类型的药物来控制症状。

有许多不同的药物对不安腿综合征患者有帮助,最常用的药物有以下3种:

(1)苯丙二氮类。是中枢神经系统抑制剂,并不能完全抑制不安腿综合征的感觉或腿部活动,但能使患者获得较好的睡眠。服用药物时可能会使有些患者白天瞌睡,而且不能用于有睡眠中呼吸暂停的人。

(2)多巴胺能剂。是用于治疗帕金森病的药物,对许多不安腿综合征和睡眠中周期性肢体活动症的患者也有效。这类药物能够减轻不安腿综合征的症状以及夜间腿部的活动。

(3)阿片样物质。是有镇痛和放松效果的一类药物,能够控制一部分人的不安腿综合征和睡眠中周期性肢体活动症,有时对比较严重的、症状不能缓解的患者有效。

虽然苯丙二氮类和阿片样物质对某些人有潜在的成瘾性,但大多数按正常剂量服药的患者都不会上瘾。

经皮电神经刺激疗法亦能改善一部分同时患有不安腿综合征和睡眠中周期性肢体活动症患者的症状,通常是在睡觉之前,对腿部或足部进行电刺激15～30分钟,能够缓解夜间的腿部抽动。针灸和按摩的效果也不错。

需要说明的是,尽管用以上的一些办法来治疗不安腿综合征,但目前还没有比较理想的治疗方法。